T0209863

essentials liefern aktuelles Wissen in konzentrierter Form. Die Essenz dessen, worauf es als „State-of-the-Art" in der gegenwärtigen Fachdiskussion oder in der Praxis ankommt. *essentials* informieren schnell, unkompliziert und verständlich

- als Einführung in ein aktuelles Thema aus Ihrem Fachgebiet
- als Einstieg in ein für Sie noch unbekanntes Themenfeld
- als Einblick, um zum Thema mitreden zu können

Die Bücher in elektronischer und gedruckter Form bringen das Fachwissen von Springerautorinnen kompakt zur Darstellung. Sie sind besonders für die Nutzung als eBook auf Tablet-PCs, eBook-Readern und Smartphones geeignet. *essentials* sind Wissensbausteine aus den Wirtschafts-, Sozial- und Geisteswissenschaften, aus Technik und Naturwissenschaften sowie aus Medizin, Psychologie und Gesundheitsberufen. Von renommierten Autorinnen aller Springer-Verlagsmarken.

Andreas Leschnik

Ergotherapie in der akuten psychiatrischen Behandlungsphase bei Erwachsenen

3-Phasen-Modell

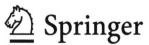

Andreas Leschnik
Großrosseln, Deutschland

ISSN 2197-6708   ISSN 2197-6716   (electronic)
essentials
ISBN 978-3-658-40893-0   ISBN 978-3-658-40894-7   (eBook)
https://doi.org/10.1007/978-3-658-40894-7

Die Deutsche Nationalbibliothek verzeichnet diese Publikation in der Deutschen Nationalbibliografie; detaillierte bibliografische Daten sind im Internet über http://dnb.d-nb.de abrufbar.

Planung/Lektorat: Eva-Maria Kania
Springer ist ein Imprint der eingetragenen Gesellschaft Springer Fachmedien Wiesbaden GmbH und ist ein Teil von Springer Nature.
Die Anschrift der Gesellschaft ist: Abraham-Lincoln-Str. 46, 65189 Wiesbaden, Germany

Was Sie in diesem *essential* finden können

- Was akutpsychiatrische Krankheitsbilder sind
- Wie die ergotherapeutische Versorgungslage in diesem Bereich aussieht
- Welche Ansätze die Wissenschaftstheorie für dieses Arbeitsfeld hat
- Wie der Aufbau des 3-Phasen-Modells ist
- Welche vorhandenen Modelle zum 3-Phasen-Modell hinzugefügt wurden

Inhaltsverzeichnis

Einleitung

1

Die Ergotherapie in der akuten Krankheitsphase einer psychiatrischen Behandlung, ist eine Herausforderung für den Patienten. Der Patient leidet sehr stark unter den Symptomen und der medikamentösen Einstellung. Er hat in dieser Zeit wenig Ressourcen zur Verfügung, um Betätigungen adäquat durchzuführen. Der Therapeut kann in dieser Zeit oftmals an seine Grenzen stoßen. Handelt es sich um einen Berufsanfänger, hat dieser eher wenig Schwierigkeiten mit niederschwelligen Therapieangeboten. Der Berufsanfänger stößt eher an seine Grenzen im zwischenmenschlichen Kontakt bei Patienten unter akuten psychiatrischen Symptomen. Diese generieren nämlich eine Menge an Verhaltensweisen um ihre Symptome zu kompensieren, die für den Berufsanfänger nicht immer ersichtlich sind. Der berufserfahrende Ergotherapeut geht mit diesen Verhaltensweisen konstruktiv um, hat er aber einen zu hohen Anspruch an sich, seine Therapie und den Patienten, führt dies unweigerlich zu Konflikten. Zum Beispiel könnte der Patient überfordert und der Therapeut unzufrieden werden. Ein Teufelskreis, der sich dann in erhöhten Krankenstand, nicht besetzten Stellen und häufiger Wechsel der Ergotherapeuten in diesem beruflichen Umfeld zeigen könnte. Auch die kurze Verweildauer von durchschnittlich 24,7 Tagen pro Patient, macht den Aufbau eines ergotherapeutischen Settings nicht einfacher. Hinzu kommt das der Patient in 24,7 Tagen von 0 bis max. 10 Mal in der Ergotherapie ist. Welches ergotherapeutische Behandlungskonzept macht dann Sinn? Wieder zurück zur Beschäftigungstherapie? Hauptsache der Patient ist abgelenkt von den Symptomen und den Medikamenten? Oder doch lieber den Patienten Fragebögen ausfüllen lassen, welche Formen von Betätigungen er mal hatte und ob er diese wiederaufnehmen möchte? Zu all dem kommt noch hinzu, dass diese Patientengruppe Behandlungen auch abbrechen oder öfters wieder aufgenommen werden. Hier zeigt sich das Problem, dass der Patient immer wieder die gleichen Stufen

A. Leschnik, *Ergotherapie in der akuten psychiatrischen Behandlungsphase bei Erwachsenen*, essentials, https://doi.org/10.1007/978-3-658-40894-7_1

durchläuft, aber nie die Möglichkeit hat, an vorherige Interventionen anzuknüp-
fen. Aufgrund dieser Fragen ist dieses *essential* entstanden und die Entwicklung
eines 3-Phasen-Modells in der Behandlung von psychiatrischen Patienten in der
Akutphase.

Dieses *essential* bietet mit seinem 3-Phasen-Modell ein Grundgerüst, wie man
mit welchen Modellen Patientendaten erheben, Interventionen setzen und Evaluationen durchführen kann und zwar nach jeder Therapieeinheit, um festzustellen,
welche Fortschritte der Patient macht und ob die Therapie neu angepasst werden
muss.

Akutpsychiatrische Krankheitsbilder

2

Prävalenz

27,8 % der erwachsenen Bevölkerung in Deutschland sind von einer psychischen Erkrankung betroffen. Das sind 17,8 Mio. Menschen. Davon nehmen nur 18,9 % der betroffenen Personen psychiatrische Leistungen in Anspruch. Zu den häufigsten Erkrankungen gehören (DGPPN 2022):

- Angststörungen 15,4 %
- Affektive Störungen 9,8 % (unipolare Depression 8,2 %)
- Alkohol- und Medikamentenkonsum 5,7

Stationäre Versorgung

Insgesamt stehen 57.269 psychiatrische Krankenhausbetten in 417 Fachkliniken bzw. Fachabteilungen zur Behandlung von erwachsenen Patienten zur Verfügung. Ca. 780.000 stationäre Behandlungen sind 2019 durchgeführt worden. Die Verweildauer in einem psychiatrischen Krankenhaus liegt bei 24,7 Tage (DGPPN 2022). Die häufigsten Diagnosen in psychiatrischen Kliniken sind (DGPPN 2022):

- Störungen durch psychotrope Substanzen (34 %)
- Affektive Störungen (25 %)

2.1   ICD-10

Diagnosen werden in Deutschland in der International Statistical Classification of Diseases and Related Health Problems 10. Revision (Internationale statistische Klassifikation der Krankheiten und verwandter Gesundheitsprobleme 10. Revision) kurz ICD-10-WHO verschlüsselt. Die ICD-10 hat eine eingreifende Vorgehensweise. Die ICD-10 versucht Begriffe für Krankheiten zu bilden, aber auch den Grund für Probleme herauszukristallisieren. Sie dient der Einteilung in Diagnosen und soll eine Therapieidee entwickeln (DIMDI 2010). Die ICD-10 GM (German Modification) enthält 70.000 fertig verschlüsselte Diagnosen. Sie diagnostiziert primär nach der Ätiologie. In der ambulanten vertragsärztlichen Versorgung ist die zweistellige Verschlüsselung nicht erlaubt. Falsch wäre z. B. F32.- (Depressive Episode), richtig dagegen wäre F32.0 (Leichte depressive Episode). In der stationären Versorgung ist grundsätzlich die komplette Schlüsselnummer (vierstellige ausführliche Symptomatik) anzugeben. Zu den Schlüsselnummern können für den stationären und ambulanten Bereich s.g. Zusatzkennzeichen für die Seitenlokalisation hinzugefügt werden: R (rechts), L (Links) und B (beidseitig). Im ambulanten Bereich gibt es noch eine Regelung für Zusatzkennzeichen, sie stellt sich wie folgt dar (DIMDI 2010):

V   Verdachtsdiagnose
Z   (Symptomloser) Zustand nach der betreffenden Diagnose
A   Ausgeschlossene Diagnose
G   Gesicherte Diagnose (auch anzugeben, wenn A, Z oder V nicht zutreffen)

Insgesamt ist die vierstellige ausführliche Symptomatik in 22 Kapiteln (römischer Kennzeichnung) nummeriert. Wobei jedes Kapitel immer Einschluss- (Inkl.) und Ausschlusskriterien (Exkl.) für diese Krankheiten hat. Die einzelnen Kapitel gliedern sich in Gruppen die mit Buchstaben und Nummern versehen sind. So fängt Kap. I (Bestimmte infektiöse und parasitäre Krankheiten A00–B99) mit der Gruppe A00–A09 (Infektiöse Darmkrankheiten) an, wechselt dann in die zweite Gruppe A15–A19 (Tuberkulose) und endet mit der Gruppe B99 (Sonstige Infektionskrankheiten). Wie schon erwähnt hat das erste Kapitel Gruppen von A00–B99, im zweiten Kapitel (Neubildungen) werden in alphabetischer Reihenfolge die Gruppen weitergebildet, d. h. hier von C00–D48. Kap. XXI endet mit den Gruppen Z00–Z99 (DIMDI 2010).
    Wobei Kap. 21 und 22 Besonderheiten sind, auf die gleich noch einmal eingegangen wird.

In der ICD-10 GM befinden sich einige optionale Schlüsselnummern, z. B. sind einige Schlüsselnummern mit Ausrufekennzeichen versehen. Solche Schlüsselnummern dürfen nur zusätzlich zu einer nicht darauf markierten Schlüsselnummer benutzt werden. Bsp. S.41.87! (Weichteilschaden I. Grades bei offener Fraktur) mit S42.3 (Fraktur des Humerusschaftes). Zudem hat die ICD-10 auch noch ein Kreuz-Stern-System zur Klassifikation. Wie schon erwähnt, klassifiziert die ICD-10 nach Ätiologie. Hin- und wieder geht die Manifestation bei der Verschlüsselung einer Ursache verloren. Das Kreuz-Stern-System erlaubt es nun, mit einer Schlüsselnummer diese Manifestation anzugeben. Zum Beispiel könnte folgende Manifestation H36.0* (Diabetische Retinopathie) mit dieser Ursache: E10.30 + (Primär insulinabhängiger Diabetes mellitus mit Augenkomplikationen) gekennzeichnet werden (DIMDI 2010).

In Kap. 18, 20 und 21 gibt es folgende Besonderheiten. Die in Kap. 18 (Symptome und abnorme klinische Laborwerte, die anderorts nicht klassifiziert sind) enthaltenen Schlüsselnummern für Symptome und Befunde dürfen nur verwendet werden, wenn man keine spezifische Diagnose stellen konnte oder am Quartalsende beim Erstkontakt die Diagnostik noch nicht abgeschlossen ist. Kap. 20 (Äußere Ursachen von Morbidität und Mortalität) enthält die äußeren Ursachen von Verletzungen und Vergiftungen. Diese Angaben sind nur als Zusatz erlaubt. Es soll die Art des Zustands einer Schlüsselnummer aus einem anderen Kapitel bezeichnen. Das Kap. 21 (Faktoren, die den Gesundheitsstand beeinflussen und zur Inanspruchnahme des Gesundheitswesen führen) darf nur verwendet werden, wenn Leistungen abgerechnet werden, die nicht in einer Erkrankung begründet sind, wie z. B. Vorsorgeimpfungen (DIMDI 2010).

Da das Gesetzt verlangt die Verschlüsselung von Diagnosen auf Abrechnungsunterlagen und Arbeitsunfähigkeitsbescheinigungen (§ 295 SGB V sowie bei Krankenhausbehandlungen (§ 301 SGB V) zu verschlüsseln, wird nicht auf das DSM-V Modell eingegangen. Zudem ist dies ein angloamerikanisches Klassifikationsmodell. Allerdings muss hier angemerkt werden, dass die Verschlüsselung keinesfalls auf Überweisungen, Krankenhauseinweisungen, Arztbriefen oder gar auf den eigenen Patientendokumentationen etwas verloren hat. Da bei einer Verschlüsselung immer Informationen verdichtet werden, können Einzelheiten verloren gehen. Deshalb muss bei solchen Unterlagen stets der Klartext verwendet werden (DIMDI 2010).

Benutzt man die Verschlüsselung der ICD-10 in Kombination mit der ICF (International Classification of Functioning) kann man Daten so komprimieren, dass das Wesentliche immer ersichtlich ist.

2.2   Akut psychiatrische Symptome

Akut psychiatrische Symptome können Minuten (Akute Belastungsreaktion), Tage (Entzug psychotroper Substanzen), Monate (Schizophrenie), Jahre (affektive Störungen) oder dauerhaft (Persönlichkeitsstörung) anhalten. Diese Symptome sind an die Krankheit gebunden und machen die einzelnen Krankheiten aus.

In der ICD-10-GM Version 2023 befinden sich Psychische- und Verhaltensstörungen in Kap. V (F00–F99). Diese Störungen beinhalten Störungen der psychischen Entwicklung (Inkl.).

Dieses Kapitel gliedert sich in folgende Gruppen (BfarM 2023):

F00–F09	Organische, einschließlich symptomatischer psychischer Störungen
F10–F19	Psychische und Verhaltensstörungen durch psychotrope Substanzen
F20–F29	Schizophrenie, schizotype und wahnhafte Störungen
F30–F39	Affektive Störungen
F40–F48	Neurotische, Belastungs- und somatoforme Störungen
F50–F59	Verhaltensauffälligkeiten mit körperlichen Störungen und Faktoren
F60–F69	Persönlichkeits- und Verhaltensstörungen
F70–F79	Intelligenzstörung
F80–F89	Entwicklungsstörungen
F90–F98	Verhaltens- und emotionale Störungen mit Beginn in der Kindheit und Jugend
F99–F99	Nicht näher bezeichnete psychische Störungen

Wie bereits erwähnt gehören zu den häufigsten Erkrankungen (DGPPN 2022):

- Angststörungen 15,4 % (F40–F41)
- Unipolare Depression 8,2 % (F30–F39)
- Alkohol- und Medikamentenkonsum 5,7 (F10–F19)

Tab. 2.1, 2.2 und 2.3 sollen verdeutlichen, welche Symptome und Syndrome diese Erkrankungen zeigen.

Tab. 2.1 Phobien (Eigene Darstellung in Anlehnung nach BfarM 2023)

Phobie	Symptome
Agrophobie	• Befürchtungen das Haus zu verlassen • Geschäfte zu betreten • In Menschenmengen zu stehen • Auf öffentlichen Plätzen zu sein • Alleine mit Bus, Bahn oder Flugzeug zu reisen
Soziale Phobie	• Furcht vor prüfender Betrachtung von Menschen • Erröten • Händezittern • Übelkeit • Drang zum Wasserlassen
Spezifische Phobie	• Tieren • Höhen • Donner • Dunkelheit • Fliegen • Geschlossene Räume • Urinieren oder Defäkieren auf öffentlichen Toiletten • Genuss bestimmter Speisen • Zahnarztbesuch • Anblick von Blut oder Verletzungen

Tab. 2.2 Depressive Episode (Eigene Darstellung in Anlehnung nach BfarM 2023)

Depressive Episode	
Psychische Symptome	Psychosomatische Symptome
• Gedrückte Stimmung	• Interessenverlust
• Verminderter Antrieb	• Verlust von Freude
• Verminderte Aktivität	• Früherwachen
• Die Fähigkeit zur Freude, das Interesse und die Konzentration sind vermindert	• Morgentief
• Ausgeprägte Müdigkeit kann nach jeder kleinsten Anstrengung auftreten	• Deutliche psychomotorische Hemmung
• Der Schlaf ist meist gestört	• Agitiertheit (krankhafte Unruhe)

(Fortsetzung)

Tab. 2.2 (Fortsetzung)

Depressive Episode	
Psychische Symptome	Psychosomatische Symptome
• Der Appetit gemindert	• Appetitverlust
• Selbstwertgefühl und Selbstvertrauen sind fast immer beeinträchtigt	• Gewichtsverlust
• Sogar bei der leichten Form kommen Schuldgefühle oder Gedanken über eigene Wertlosigkeit vor	• Libidoverlust
• Die gedrückte Stimmung verändert sich von Tag zu Tag wenig, reagiert nicht auf Lebensumstände und kann von s.g. somatischen Symptomen begleitet werden	

Tab. 2.3 Abhängigkeit (Eigene Darstellung in Anlehnung nach BfarM 2023)

Klinisches Erscheinungsbild	Symptome und/oder Syndrome
Akute Intoxikation	• Störungen der Bewusstseinslage • Störungen der kognitiven Fähigkeiten • Störungen der Wahrnehmung • Störungen von Affekt und Verhalten • Störungen psychophysiologischer Funktionen und Reaktionen
Schädlicher Gebrauch	• Körperliche Störungen (z. B. Hepatitis) • Psychische Störungen (z. B. Depression)
Abhängigkeitssyndrom	• Starker Wunsch Substanz einzunehmen • Schwierigkeiten Substanz zu kontrollieren • Substanzgebrauch trotz schädlicher Folgen • Substanzgebrauch wird Vorrang vor anderen Aktivitäten und Verpflichtungen gegeben

(Fortsetzung)

Tab. 2.3 (Fortsetzung)

Klinisches Erscheinungsbild	Symptome und/oder Syndrome
Entzugssyndrom	**Physische Entzugserscheinungen:** • Schlafstörungen • Kreislaufprobleme • Schweißausbrüche oder Frieren • Zittern • Brechreiz und/oder Erbrechen • Schwindel • Durchfall • Bluthochdruck • Schmerzen • Krämpfe • Epileptische Anfälle • Schwächegefühl **Psychische Entzugserscheinungen:** • Innere Unruhe • Gereiztheit • Wutausbrüche • Konzentrationsstörungen • Stimmungsschwankungen • Depressionen und/ oder Anspannung
Entzugssyndrom im Delir	• Störungen der Wahrnehmung • Störung der Orientierung • Störung des Bewusstseins • Störung des Gedächtnisses • Denkstörungen • Starker Bewegungsdrang • Übermäßige Heiterkeit und/oder Angst • Fieber • Erhöhter Blutdruck • Schneller Puls • Starkes Schwitzen • Tremor
Psychotische Störung	• Halluzinationen • Wahrnehmungsstörungen (akustisch) • Wahnideen (paranoide Gedanken oder Verfolgungsideen) • Erregung oder Stupor • Abnorme Affekte (Angst oder Ekstase)

(Fortsetzung)

Tab. 2.3 (Fortsetzung)

Klinisches Erscheinungsbild	Symptome und/oder Syndrome
Amnestisches Syndrom	• Kurzzeitgedächtnis • Störungen des Zeitgefühls und des Zeitgitters • Lernschwierigkeiten • Konfabulationen
Restzustand und verzögert auftretende Störung	• Veränderungen der kognitiven Fähigkeiten • Veränderungen des Affektes • Veränderungen der Persönlichkeit • Veränderungen des Verhaltens

Ausblick auf die ICD-11

Nach 11-jähriger, intensiver internationaler Entwicklungsarbeit hat die WHO im Juni 2018 die ICD-11 vorgestellt. Sie wurde im Mai 2019 auf der 72. Weltgesundheitsversammlung (World Health Assembly, WHA72) verabschiedet. Die ICD-11 ist am 1. Januar 2022 in Kraft getreten (BfarM 2022).

Es sind noch keine Aussagen möglich zu welchem konkreten Zeitpunkt die Einführung der ICD-11 in den klinischen Alltag in Deutschland möglich wird. Das Bundesinstitut für Arzneimittel und Medizinprodukte (BfArM) äußert, das die Evaluierung und Einführung – insbesondere für die Codierung von Krankheiten – noch mindestens fünf Jahre dauert. Das BfArM stellte im Februar 2022 eine erste deutsche Entwurfsfassung der ICD-11 auf dessen Homepage zur Verfügung. Die durch das BfArM erstellte deutsche Übersetzung wird zur Zeit mit den wissenschaftlichen medizinischen Fachgesellschaften abgestimmt (BfarM 2022).

Aktuelle ergotherapeutische Versorgungslage

3

3.1 Heilmittelverordnung

Der medizinische Begriff Indikation (von lateinisch indicare „anzeigen"), Synonym: Heilanzeige, steht grundsätzlich dafür, welche medizinische Maßnahme bei einem bestimmten Krankheitsbild angebracht ist und zum Einsatz kommen soll: Bei Krankheitsbild „X" ist das Heilverfahren „Y" indiziert, also angebracht („Krankheitsbild" ist nicht synonym mit Diagnose zu verwenden, sondern umfasst den Gesamtzustand eines Patienten). 2001 wurde der erste Indikationskatalog für den ambulanten Bereich der Ergo- und Physiotherapie veröffentlicht. Dies geschah parallel mit der Veröffentlichung der ersten Heilmittel-Richtlinien (HeilM-RL) nach § 92 in Verbindung mit den damaligen Rahmenempfehlungen des § 125 SGB V. Nach der Neufassung der HeilM-RL 2004 bekam auch der stationäre Teil der Ergo- und Physiotherapie ein Kapitel im Indikationskatalog. Die HeilM-RL sollen die medizinisch notwendigen Leistungen im Heilmittelbereich und die Zusammenarbeit zwischen Ärzten und Therapeuten regeln (DVE 2017). Beispiele für diese Regelung sind:

1. Rechtliche Regelung n. § 3 Absatz 1 (HeilM-RL)
   - Verordnung durch den Vertragsarzt
   - Der Therapeut ist an diese Verordnung gebunden
2. Rechtliche Regelung n. § 3 Absatz 2 (HeilM-RL) ein Heilmittel:
   - Muss notwendig sein
   - Muss eine Krankheit lindern, ihre Verschlimmerung verhüten oder Krankheitsbeschwerden lindern

A. Leschnik, *Ergotherapie in der akuten psychiatrischen Behandlungsphase bei Erwachsenen*, essentials, https://doi.org/10.1007/978-3-658-40894-7_3

- Muss Pflegebedürftigkeit vermeiden oder verhindern
3. Rechtliche Regelung n. § 3 Absatz 3 (HeilM-RL)
   Die Verordnung von Heilmittel kann nur erfolgen, wenn der Vertragsarzt:
   - Sich vom Zustand des Kranken überzeugt
   - Diesen Zustand dokumentiert
   - Sich über die persönlichen Lebensumstände informiert
4. Rechtliche Regelung n. § 92 Absatz 6 SGB V
   Heilmittel sind nach pflichtgemäßen Ermessen verordnungsfähig und regeln:
   - Indikationen
   - Heilmittel
   - Verordnungsmenge

Psychiatrische Krankheitsbilder von Erwachsenen sind im Indikationskatalog unter Kap. 3 Psychische Störungen eingeordnet:

3.2 Neurotische-, Persönlichkeits- und Verhaltensstörung (PS2)

3.3 Schizophrenie, schizotype und wahnhafte Störungen, affektive Störungen (PS3)

3.4 Psychische und Verhaltensstörungen durch psychotrope Substanzen (PS4)

3.5 Organische, einschließlich symptomatischer psychischer Störungen (PS5)

3.2   Stationäre Versorgung

Im stationären Bereich hat der DVE (Deutsche Verband der Ergotherapeuten) keine gesetzlich verankerten Mitwirkungsrechte. Das bedeutet, dass alle systemtechnischen und inhaltlichen Fragen ohne direkte Beteiligung des DVE entschieden werden. Vor allem auch die ergotherapeutischen Leistungen. Das hat den Nachteil, dass es keinen einheitlichen Bezugsrahmen gibt, welchen die Behandlung, den Umfang und die Verbindlichkeit für die Ergotherapie regelt. Deshalb ist notwendig, gerade im stationären Bereich, den möglichen Bezugsrahmen und die rechtlichen Regelungen sich zu vergegenwärtigen und diese in die Planung des Leistungsangebotes der Ergotherapie mit einzubeziehen. In der stationären Psychiatrie können ergotherapeutische Leistungen bei den Krankenkassen nicht abgerechnet werden. Empfehlungen, Regelungen und Richtlinien aus anderen Bereichen können als verbindliche Maßgaben nicht hinzugezogen werden (DVE 2017). Allerdings kann es sinnvoll sein, Elemente aus den Bereichen:

- Stationärer Akutbereich
- Rehabilitation
- Pflege

in die Planung mit einzubeziehen.
Neben den HeilM-RL können noch folgende Bezugsrahmen wichtig sein:

1. Leitlinien
   Leitlinien sind von Vertreter medizinischen Fachgesellschaften und/oder Kostenträgern, formulierte Handlungsempfehlungen für Diagnostik und Therapie. Häufig sind diese bezogen auf Diagnosen, manchmal auf Symptome oder Methoden. Leitlinien berücksichtigen den jeweiligen Stand der Forschung und werden in verschiedene Entwicklungsstufen unterteilt. Leitlinien sind nicht rechtlich verbindlich, haben aber eine hohe Bedeutung.
2. Behandlungspfade
   Behandlungspfade sind einrichtungsspezifisch und beschreiben wie bei einer Diagnose die Behandlung ablaufen soll. In Behandlungspfaden wird festgelegt, wann und in welchen Umfang welche Leistungen für den Patienten erbracht werden soll. Als Grundlage von Behandlungspfaden dienen oft Leitlinien. Behandlungspfade sollten den Rahmenbedingungen und Prozessen der Einrichtung angepasst werden.

Leistungsbeschreibung
Leistungsbeschreibungen sind eine wichtige Grundlage, um Ziele und Leistungen der Ergotherapie darzustellen, ob z. B. Einzel- oder Gruppentherapie und welcher zeitliche Umfang nötig ist. Leistungsbeschreibungen sollen folgendes aufzeigen:

- Wozu Ergotherapie dient und bei welchen Krankheitsbildern sie indiziert ist.
- Um das therapeutische Angebot weiterzuentwickeln oder neu zu etablieren.
- Um ein Bereichskonzept für die Ergotherapie zu erstellen.
- Als Grundlage für die Entwicklung von Behandlungspfaden und für die Dokumentation.

Die Leistungsbeschreibungen für den stationären Bereich wurden Anfang des 21. Jahrhunderts entwickelt. Ihr Aufbau und Ihre Systematik orientieren sich an der Leistungsbeschreibung § 125 SGB V und der Heilmittel-Richtlinie nach 392 Abs. 1

Satz 2 Nr. 6 SGB V. Im stationären Bereich erfolgte eine Anpassung. So wurde die Zusammenarbeit in multiprofessionelle Teams und die geringere Belastbarkeit des Patienten berücksichtigt. Zudem fand eine stärkere Ausdifferenzierung statt, z. B. hat das ATL-Training (Aktivitäten des täglichen Lebens) eine eigene Position erhalten (DVE 2017). Die Leistungsbeschreibungen im stationären Bereich orientieren sich stärker an der ICF (Internationale Klassifikation der Funktionsfähigkeit, Behinderung und Gesundheit).

3.3 Indikation

Das vorrangige Heilmittel bei psychischen Störungen ist die unter A bezeichnete: Psychisch-funktionelle Behandlung. Eine psychisch-funktionelle Behandlung dient der gezielten Therapie krankheitsbedingter Störungen der psychosozialen und sozioemotionalen Funktionen und den daraus resultierenden Fähigkeitsstörungen. In der ICF sind Körperfunktionen physiologische Funktionen von Körpersystemen (einschließlich psychologischer Funktionen). Psychosoziale Körperfunktionen sind in der ICF unter b122 verschlüsselt und emotionale Funktionen unter b152. Eine Schädigung ist eine dementsprechend Beeinträchtigung einer Körperfunktion und/oder -struktur, außerhalb eines Standards. Funktionsstörungen/-schädigungen können z. B. sein:

- Der Orientierung: Zeit (b1140), Ort (b1141) und/oder Person (b1142)
- Der Anpassungs- und Verhaltensmuster (b126)
- Des Antriebs (b130)
- Im psychomotorischen Tempo (b1471) und in der Qualität (b1471)
- Der emotionalen Funktionen und Willensfunktionen (b152)
- Der Wahrnehmung und der Wahrnehmungsverarbeitung (b156)
- Des Realitätsbewusstseins und der Selbsteinschätzung (b180)

Die PS3 und PS4 Indikationsschlüssel (siehe Abschn. 3.1) haben noch ein optionales Heilmittel, die neuropsychologisch orientierte Behandlung. Sie dient der gezielten Therapie krankheitsbedingter Störungen der neuropsychologischen Hirnfunktionen, insbesondere der kognitiven Störungen. Kognitionsstützende und höheren kognitiven Funktionen sind u. a.:

- Aufmerksamkeit
- Konzentration
- Ausdauer

- Merkfähigkeit und Gedächtnis
- Reaktion
- Der Handlungsfähigkeit und Problemlösung einschließlich der Praxie

Aufgrund der o. g. Funktionsstörungen können Fähigkeiten und/oder Fertigkeiten beeinflusst werden. Fähigkeiten sind durch bestimmte Anlagen, Eigenschaften geschaffene Möglichkeiten, gewisse Funktionen zu erfüllen, gewissen Anforderungen zu genügen, etwas zu leisten. Es gibt u. a. kognitive, soziale und sensomotorische Fähigkeiten. Fähigkeitsstörungen können z. B. in der Alltagsbewältigung, im Verhalten, in der zwischenmenschlichen Interaktion/Kommunikation, der Beweglichkeit und Geschicklichkeit sein.

Fertigkeit bezeichnet im Allgemeinen einen erlernten oder erworbenen Anteil des Verhaltens. Fertigkeiten sind beispielsweise Klavierspielen, Lesen, Schreiben, Rechnen, Sprechen, Fußballspielen und ähnliches. Fertigkeiten beinhalten immer auch Aktivität (Durchführung einer Aufgabe oder einer Handlung/Aktion durch einen Menschen) und eine Partizipation (Einbezogensein in eine Lebenssituation).

Eine therapeutische Intervention sollte deshalb immer eine Wirkung auf Funktion, Partizipation und Umwelt haben. Im Indikationskatalog (DVE 2017) soll eine psychisch-funktionelle Intervention folgende Wirkungen haben:

- Psychische Stabilisierung und Aktivierung
- Verbesserung von Antrieb, Motivation und Vitalität
- Stärkung sozioemotionaler Kompetenzen, Kontakt-, Interaktions- und Kommunikationsfähigkeit
- Verbesserung der kognitiven Funktionen, der Konzentration und der Serialleistung
- Verbesserung von; auf psychischen und medikamentös-toxischen Wege eingeschränkten; körperlichen Funktionen
- Verbesserung der Körperwahrnehmung, Selbst- und Fremdwahrnehmung sowie der Wahrnehmungsverarbeitung
- Verbesserung der Konfliktfähigkeit, Angstbewältigung und Frustrationstoleranz

Eine neuropsychologische Intervention soll laut Indikationskatalog (DVE 2017) folgende Wirkung haben: Wiederherstellung und Verbesserung der kognitiven und amnestischen Funktionen wie:

- Selektive und geteilte Aufmerksamkeit, Vigilanz, Alertness
- Konzentration

- Merkfähigkeit, Kurz- und Langzeitgedächtnis und Merkspanne
- Orientierung zu Raum, Zeit, Ort und Person
- Reaktionstempo, -zeit und -geschwindigkeit
- Sprachlogisches und numerisches Verständnis
- Visuelle und auditive Wahrnehmung, Wahrnehmungsgeschwindigkeit

Im Wesentlichen werden in der akuten-psychiatrischen Ergotherapie verschiedene Methoden gewählt, die die Wirkung der Heilmittel unterstützen sollen:

1. Kompetenzzentrierte Methode
   – Erwerb und Training von bedeutungsvollen Aufgaben aus dem Alltag der Klienten
   – Übungen aus dem lebenspraktischen Bereich und Freizeitbereich
   – Erwerb verlorengegangener oder nicht vorhandener Fähigkeiten
2. Ausdruckzentrierte Methode
   – Verwendung von Therapiemitteln in kreativ-gestalterischer Form als Ausdrucksmittel, Mittel zur Darstellung, Kommunikationsmittel
3. Interaktionelle Methode
   – Gruppendynamischer Prozess (Auseinandersetzung in der Gruppe, Miteinander in der Gruppe)

PS2 Neurotische-, Persönlichkeits- und Verhaltensstörungen
Im Indikationskatalog (DVE 2017) befinden sich in Kap. 3 (Psychische Störungen) unter Abschn. 3.2 die Neurotischen-, Persönlichkeits- und Verhaltensstörungen mit der Diagnosegruppe/Indikationsschlüssel PS2. Folgende ICD-10 Diagnosen unterliegen diesem Indikationsschlüssel:

F40,-:   Phobische Störungen

F41,-:   Andere Angststörung

F42,-:   Zwangsstörungen

F43,-:   Reaktionen auf schwere Belastungen und Anpassungsstörungen

F48,-:   Andere neurotische Störungen

F45,-:   Somatoforme Störungen

F50–F59,-:   Verhaltensauffälligkeiten mit körperlichen Störungen und Faktoren

F60–F69,-:   Persönlichkeits- und Verhaltensstörungen

PS3 Schizophrenie, schizotype und wahnhafte Störungen, affektive Störungen
Unter Abschn. 3.3 die Schizophrenie, schizotype und wahnhafte Störungen, affektive Störungen mit der Diagnosegruppe/Indikationsschlüssel PS3. Folgende ICD-10 Diagnosen unterliegen diesem Indikationsschlüssel (DVE 2017):

F20,-:   Schizophrenie
F21,-:   Schizotype Störung
F22,-:   Anhaltende wahnhafte Störungen
F23,-:   Akute vorübergehende psychotische Störungen
F24,-:   Induzierte wahnhafte Störung
F25,-:   Schizoaffektive Störung
F30,-:   Manische Episode
F31,-:   Bipolare affektive Störung
F32,-:   Depressive Episode
F33,-:   Rezidivierende depressive Episode
F34,-:   Anhaltende affektive Störungen

PS4 Abhängigkeitserkrankungen
Die Abhängigkeitserkrankungen haben den PS4 Diagnosegruppe/Indikationsschlüssel. Folgende ICD-10 Diagnosen unterliegen diesem Indikationsschlüssel (DVE 2017):

F10.-	Psychische und Verhaltensstörungen durch	Alkohol
F11.-	Psychische und Verhaltensstörungen durch	Opioide
F12.-	Psychische und Verhaltensstörungen durch	Cannabinoide
F13.-	Psychische und Verhaltensstörungen durch	Sedativa oder Hypnotika
F14.-	Psychische und Verhaltensstörungen durch	Kokain
F15.-	Psychische und Verhaltensstörungen durch	andere Stimulanzien, einschließlich Koffein
F16.-	Psychische und Verhaltensstörungen durch	Halluzinogene
F17.-	Psychische und Verhaltensstörungen durch	Tabak

| F18.- | Psychische und Verhaltensstörungen durch | flüchtige Lösungsmittel |
| F19.- | Psychische und Verhaltensstörungen durch | multiplen Substanzgebrauch und Konsum anderer psychotroper Substanzen |

Für diese Krankheitsbilder empfiehlt der Indikationskatalog (DVE 2017) folgende Interventionsmethoden für die psychisch- funktionelle Behandlung:

• Handwerkliche, gestalterische und spielerische Methoden, z. B. Klinische Kunst- und Gestaltungstherapie
• Methoden zur Verbesserung der sozialen Wahrnehmung, des kommunikativen und interaktiven Verhaltens z. B. Rollen- und Regelspiele
• Methoden zur Verbesserung der Körper- und Selbstwahrnehmung und Wahrnehmungsverarbeitung z. B. Aufmerksamkeitstraining n. Kabat-Zinn, PMR n. Jacobson,
• Projektarbeiten
• Training der Selbsthilfefähigkeiten ATL
• Methoden zur Entwicklung von Selbstsicherheit und Bewältigungsstrategien z. B. Coping n. Lazerus
• Realitätsorientierungsprogramm z. B. DBT
• Training des sozialen Verhaltens z. B. Gruppentraining sozialer Kompetenzen GSK
• Kognitive Trainingsprogramme z. B. Cogpack
• Training der eigenen Tagesstrukturierung
• Vorberufliches Training und Belastungserprobung
• Training der Grundarbeitsfähigkeiten/Arbeitstherapie
• Beratung zur Integration in das soziale und häusliche Umfeld

Für die neuropsychologisch-orientierte Behandlung werden folgende Methoden vorgeschlagen (DVE 2017):

• Hirnleistungstraining mit starkem Realitäts- und Biografiebezug
• Hirnleistungstraining mit speziellen und individuell adaptierten Programmen
• Hirnleistungstraining am PC mit spezieller Therapiesoftware
• Neuropsychologisch orientiertes Hirnleistungstraining
• Handlungsorientiertes Training der kommunikativen Fähigkeiten am PC
• Training zur Verbesserung des Lernverhaltens und der Grundarbeitsfähigkeiten

- Vorberufliches Training du Belastungserprobung

Die Fragen die wir uns hier stellen müssen ist, ob die o. g. Methoden bei einem akut-psychiatrischen Patient die Wirkung haben die sie haben sollten und welche Kausalität lässt sich zwischen Funktion, Partizipation, Umwelt und der Wirkung der vorgeschlagenen Methoden herstellen?

3.4   Interventionsleitlinien der DGPPN

Die Deutsche Gesellschaft für Psychiatrie und Psychotherapie, Psychosomatik und Neurologie (DGPPN 2018) hat eine S3 Leitlinie für psychosoziale Therapien bei Patienten mit psychiatrischen Erkrankungen entworfen. In der Kurversion wurde auf Seite 69–70 folgende Leitlinie für die Ergotherapie ermittelt:

Evidenz Ergotherapie
Hintergrund: Sinnvolle, praktische Tätigkeiten werden seit der Antike als Mittel der Behandlung psychisch kranker Menschen eingesetzt und gehören zu den ältesten Behandlungsformen psychischer Erkrankungen. Der Ergotherapie-Weltverband (World Federation of Occupational Therapists, WFOT) bezeichnet Ergotherapie als „klientenzentrierten Gesundheitsberuf zur Förderung von Gesundheit und Wohlbefinden durch Betätigung". Die Einteilung der ergotherapeutischen Zielbereiche in Selbstversorgung, Produktivität und Freizeit ist in der Literatur weit verbreitet. Der Bereich Selbstversorgung beinhaltet Tätigkeiten wie beispielsweise das Ankleiden, das Einnehmen von Mahlzeiten, Hygieneverrichtungen, Mobilität sowie das Erledigen persönlicher Angelegenheiten. Produktivität umfasst nach ergotherapeutischem Verständnis zweckgebundene Betätigungen, die den eigenen Lebensunterhalt sichern (berufliche Tätigkeit, Ausbildung) und/oder einen Beitrag für andere Personen oder die Gesellschaft als Ganzes leisten (z. B.: Kindererziehung, Haushaltsführung, Ehrenamt). Den Bereich der Freizeit umfassen Betätigungen, für die in der Regel keine formellen Verpflichtungen bestehen und die außerhalb von Produktivität und Selbstversorgung liegen (DGPPN 2018, S. 69).

Internationale Evidenz
Neben den Standarddatenbanken wurde auch in ergotherapiespezifischen Datenbanken, wie OTseeker und OTDBASE, sowie in CINAHL recherchiert. Systematische Reviews konnten nicht identifiziert werden. Ergotherapie als vergleichsweise junge Disziplin befindet sich in einem dynamischen Entwicklungsprozess. Frühere

Konzepte und Interventionsformen psychiatrischer Ergotherapie der 1980er und 1990er Jahre haben sich gewandelt und entsprechen nicht mehr heutigen Vorstellungen. Einbezogen in die Evidenzbewertung wurden daher Studien ab dem Jahr 2000. Als Evidenzgrundlage eingeschlossen und zur Bewertung herangezogen wurden: 7 randomisierte und nicht-randomisierte kontrollierte Einzelstudien [S. 168, S. 281–287], davon 2 aktuellere Studien, die in der Überarbeitung eingeschlossen aber nicht systematisch identifiziert und bewertet wurden [S. 282, S. 287]. In Übereinstimmung mit anderen Autoren [S. 288] ist auf Basis derzeit vorliegender Evidenz festzustellen, dass größere aussagekräftige, kontrollierte Studien zur Wirksamkeit psychiatrischer Ergotherapie und eine S3-Leitlinie; Psychosoziale Therapien und Behandlungsverfahren; bislang nicht vorhanden sind. Viele Studien haben sehr kleine Stichprobenumfänge und sind in ihren abschließenden Aussagen deshalb kaum zu verallgemeinern. Problematisch ist auch die Tatsache, dass es nur wenige Outcome-Parameter gibt, die in mehreren Studien übereinstimmend untersucht wurden. Auch variierten die ergotherapeutischen Verfahren, die in den einzelnen Studien untersucht wurden, teilweise stark. Mehrere Studien erbrachten keine Vorteile einer zusätzlich zur Standardbehandlung durchgeführten Ergotherapie (während eines Klinikaufenthaltes bzw. während gemeindepsychiatrischer Behandlung) bezüglich sozialem Funktionsniveau, Negativsymptomatik, Psychopathologie und Arbeitsfähigkeit (DGPPN, 2018, S. 69–70).

Von der Evidenz zur Empfehlung
Neben vielen meist wenig empirisch untersuchten Ansätzen gehören zum Spektrum der in der Ergotherapie eingesetzten Verfahren auch Ansätze mit höherer Evidenz, wie Verhaltensaktivierung (Behavioral Activation, BA) oder die Förderung körperlicher Aktivität. Diese Ansätze wurden zwar nicht innerhalb der Ergotherapie entwickelt, stehen jedoch mit der ergotherapeutischen Sicht auf Betätigung als eine wesentliche Voraussetzung für Gesundheit im Einklang. Sie können von unterschiedlichen Berufsgruppen durchgeführt werden und kommen deshalb auch innerhalb der Ergotherapie zum Einsatz. Weitere Forschung auf dem Niveau randomisierter kontrollierter Studien mit größeren Stichproben zur Wirksamkeit von Ergotherapie und ihren Methoden ist notwendig, um die Hinweise auf positive Wirkungen ergotherapeutischer Interventionen, die sich in den o. g. kleineren Studien schon gezeigt haben, zu bestätigen (DGPPN 2018, S. 70).

Empfehlung
Ergotherapeutische Interventionen sollten bei Menschen mit psychischen Erkrankungen im Rahmen eines Gesamtbehandlungsplanes; orientiert an den individuellen Bedürfnissen und Präferenzen des Patienten; angeboten werden.

Empfehlungsgrad B, Evidenzebene: Ib. Ergebnis der Abstimmung: Starker Konsens. Der Empfehlungsgrad dieser Empfehlung in Bezug auf die angegebene Evidenzebene wurde herabgestuft, da die Studienlage nicht einheitlich genug war, um eine starke Empfehlung zu rechtfertigen (DGPPN S. 70, 2018).

Wie erwähnt unterliegt die Ergotherapie im Moment einem starken Wandel. Durch die Modellklausel wurde es nun möglich, dass man in Deutschland seit 1999 studieren kann. Erst 2007 wurden die ersten Bachelor Studiengänge akkreditiert. Das heißt die Ergotherapeuten unterliegen erst seit 15 Jahren dem Bologna-Prozess. Dies bedeutet sie ist in Deutschland erst eine junge wissenschaftliche Disziplin. Die ersten ergotherapeutischen Bachelors kamen also erst 2011 auf den Arbeitsmarkt. Insgesamt kann man aktuell bei 64 Fachhochschulen in Deutschland Ergotherapie studieren. Wobei 26 Fachhochschulen öffentlich und 38 privat (DVE 2022) organisiert sind. Neben ein paar gesetzlichen Richtlinien, darf jede Fachhochschule so ihr eigenes „Süppchen" kochen. Das fördert nicht einen einheitlichen akademischen Bildungsstand der Ergotherapeuten. Es scheint so zu sein, dass die akademischen Ergotherapeuten versuchen, sich über das Wort „Betätigung" zu positionieren um ihre Stellung im Gesundheitssystem zu finden. Den studierten Ergotherapeuten würde es guttun, ein wenig zum Ursprung Ihres Denkens zurückzukehren, nämlich im Clinical Reasoning nicht nur die Betätigungen zu erfassen, sondern auch Modelle die bio-psycho-soziale und Krankheiten mit verwandten Gesundheitsprobleme eines Individuums mit einzubeziehen. Im Moment sieht die Lage auf den Arbeitsmarkt nach einer Studie (Rohde-Schweizer 2017) der Hochschule Fresenius wie folgt aus: Deutschland soll in den kommenden Jahren ein gewaltiger Mangel an Fachkräften im Gesundheitswesen drohen. Rhode-Schweizer hat in der Studie „Ich bin dann mal weg" alarmierende Zahlen zum Fachkräftemarkt und zur Arbeitszufriedenheit von Physiotherapeuten, Logopäden und Ergotherapeuten ermittelt. Von rund 1000 Therapeuten, die an der Erhebung teilnahmen, ist jeder vierte schon jetzt aus seinem Beruf ausgestiegen, fast die Hälfte denkt darüber nach. Nur knapp jeder dritte befragte Therapeut will aktuell auf jeden Fall in seinem Beruf weiterarbeiten. Die Gründe für den Ausstieg sind überwiegend zu geringe Verdienstmöglichkeiten und mangelnde berufliche Perspektiven.

Jede wissenschaftliche Disziplin unterliegt drei Kriterien:
Forschung
Lehre
Praxis

Befinden sich diese drei Kriterien nicht in Balance, entsteht ein Ungleichgewicht. Dieses Ungleichgewicht zeigt sich zur Zeit in der Ergotherapie. Akademische Ergotherapeuten mit theoretischen Modellen, aber wenig Handlungsmöglichkeiten auf der einen Seite und auf der anderen Seite Ergotherapeuten mit einer Fachausbildung und hoher Kompetenz im Handlungsbereich und weniger Zugang zum wissenschaftlichen Arbeiten. Dazu fehlendes angebundensein an eine Universität nach dem Studium, um in der Forschung zu arbeiten. Hinzu kommt noch das Missverhältnis eines nicht einheitlichen Ausbildungsstandarts. Es bleibt abzuwarten, ob die Ergotherapeuten, Verbände und Politik es schaffen die drei Kriterien in Balance zu bringen.

Was die Ergotherapie allerdings dringend benötigt, sind Therapeuten die Ansätze weiterentwickeln, den Mut haben neue Ansätze auf den Markt zu bringen oder beides zu kombinieren und zu evaluieren. Eine neue Idee in der Wissenschaft muss sofort von anderen in Frage gestellt werden, denn damit ist gewährleitet das die Idee weiterentwickelt und irgendwann zu einer Grounded Theory wird. Zur Zeit analysieren akademische Ergotherapeuten eher in ihren wissenschaftlichen Arbeiten an vorhandene Konzepten oder machen wissenschaftliche Erhebungen mit kleinen Fallzahlen.

Konzeptionelle Modelle für akutpsychiatrische Patienten

4

4.1 Wissenschaftstheorie

In der Methodologie und Wissenschaftstheorie wird zwischen Modellen unterschieden, die zur Erklärung von bekannten Sachverhalten oder Objekten dienen und solchen, die auf einer hypothetischen Annahme. Erklärende Modelle sind häufig Skalenmodelle, die einen maßstäblichen Bezug zur Wirklichkeit haben. Demgegenüber stehen Analogiemodelle, die die Strukturähnlichkeit der abgebildeten Wirklichkeit erzeugen sollen. Eine weitere Unterscheidung ist, ob Modelle beschreibend deskriptiv oder präskriptiv sind.

Dem Modell kommt im wissenschaftlichen Erkenntnisprozess eine große Bedeutung zu. Unter bestimmten Bedingungen und Zwecksetzungen besitzen Modelle bei der Untersuchung realer Gegenstände und Prozesse in unterschiedlichen Wirklichkeitsbereichen und beim Aufbau wissenschaftlicher Theorien eine wichtige Erkenntnisfunktion. So dienen sie u. a. dazu, komplexe Sachverhalte zu vereinfachen bzw. unserer Anschauung zugänglich zu machen. Modelle können Repräsentationen der Realität abbilden oder sie können nur theoretische Konstruktionen handelnd sein. Wichtig ist das es sich immer um ein Abbild der Umwelt handelt, und die Wirklichkeit nicht in ihrem Detailgrad genau darstellt. Modelle bilden die Grundlage für:

- Evidenzbasierte Arbeit
- Vergleichbarkeit
- Qualitätsmanagement
- Klientenzentriertheit
- Kosteneffiziens
- Grundlage für Assessmententwicklung
- Veränderung von Sichtweise

© Der/die Autor(en), exklusiv lizenziert an Springer Fachmedien Wiesbaden GmbH, ein Teil von Springer Nature 2023
A. Leschnik, *Ergotherapie in der akuten psychiatrischen Behandlungsphase bei Erwachsenen*, essentials, https://doi.org/10.1007/978-3-658-40894-7_4

Aufgrund dessen sollte bei der Erstellung einer therapeutischen Diagnose niemals nur ein Modell benutzt werden, sondern immer aus einer Vielzahl von Modellen. Denn damit ist gewährleistet das ein möglichst genaues Lebens- und Leidenskonstrukt der Realität des psychisch erkrankten Erwachsenen entsteht. Hagedorn in Jerosch-Herold et al. (2009) ist der Auffassung, dass das Arbeiten mit puren ergotherapeutischen Modellen alle Aspekte des Lebens und der Funktionen des Individuums im Verhältnis zu seinen Betätigungen und seiner Umwelt erwägt. Wenn man diese Aussage einmal „durchdenkt" dann ist es zum einen nicht möglich, „alle" Aspekte eines Individuums zu erwägen und zweitens nicht nur mit einem ergotherapeutischen Modell.

4.2 Modelle und Clinical Reasoning

Modelle können dazu dienen das Clinical Reasoning zu optimieren. Sie bilden einen strukturierten Rahmen für das Clinical Reasoning. Modelle können an verschiedenen Stellen im Clinical Reasoning Prozess zur Anwendung kommen. Grundsätzlich sollte man nicht nur ein Modell wählen, sondern möglichst mehrere. Wenn man nur ein Modell wählt, besteht das Risiko sich auf bestimmte Annahmen die das Modell vorgibt festzulegen. Mehrere Modelle bieten die Möglichkeit den Clinical Reasoning Prozess auf relevante Fakten zu lenken, wobei Hypothesen widerlegt und/oder verifiziert werden können. Modelle ergänzen das Fachwissen des Ergotherapeuten und unterstützen den Prozess des klinischen Argumentierens. Modelle müssen immer so gewählt werden, dass sie zum klinischen Kontext passen. So wäre das Modell: Narratives Interview mit einem akut-schizophrenen Patienten nicht die erste Wahl, sondern eher ein leitfadengestütztes Interview das bessere Modell für diese Patientengruppe. In der psychiatrischen Ergotherapie, werden leider immer nur die klassischen ergotherapeutischen Modelle publiziert. Außerhalb der Ergotherapie, im Bereich der Gesundheits- und Sozialwissenschaften gibt noch weit mehr Modelle auf die der Ergotherapeut zurückgreifen kann. Die wenigen ergotherapeutischen Publikationen im Bereich der Psychiatrie, bieten nur ein eingeschränktes Bild, welche Modelle es gibt und was alles ein Modell ist. Wenn wir die in Abschn. 4.1: Wissenschaftstheorie noch einmal die Definition betrachten, gibt es wesentlich mehr Modelle, die sich nicht selber als Modell bezeichnen. Wichtig ist das zum einen die Modelle die man miteinander kombiniert konform sind und zum anderen einen Bezug zum Patienten bilden. Ein motorisch-funktionelles Modell hat ein anders Bezugsystem wie ein neuropsychologisches Modell. Aufgrund dessen scheint eine Vorwahl von Modellen für die Akutpsychiatrie nach den vorgegebenen Heilmitteln:

- Psychisch-funktionelle und
- Neuropsychologisch

sinnvoll zu sein.

4.3 Evaluation des 3-Phasen-Modells

Das 3-Phasen-Modell ist zum einen zusammengefügt aus bestehen Modellen, zum anderen wurden Modelle adaptiert. Die Evaluation des 3-Phasen-Modells richtet sich nach den Kriterien von Hopkins und Smith (1993) welches das Modell erfüllen soll:

1. Ursprünge und Konzepte (Theoretische Basis).
2. Aspekte menschlicher Funktionen mit denen sich das Modell befasst (Kontinuum: Funktion – Dysfunktion).
3. Bereiche für Befunderhebung und Anzeichen für den Schweregrad des Problems (Hinweise auf Verhaltensweisen von Funktion – Dysfunktion).
4. Die praktische Anweisung wie der Ergotherapeut arbeiten kann und die Erklärung warum diese Arbeit mit dem Modell funktioniert (Kausalitätsprinzip herstellen zwischen Intervention und Veränderung).

Das 3-Phasen-Modell

5

5.1   Theoretische Basis

Das 3-Phasen-Modell ist wie folgt aufgebaut:

1. Phase: Erhebung
2. Phase: Intervention
3. Phase: Evaluation

Jede Phase ist so aufgebaut, dass jede einzelne in sich abgeschlossen ist und eine Vorbereitung zur nächsten Phase bietet. Jede Phase ist zugleich eine Datenerhebung und eine Messung der Intervention. D. h. es wird ein Ist-Zustand gemessen, bzw. die objektive Ermittlung eines aktuellen Problems. Dann erfolgt die Intervention. Anschließend wird der Soll-Zustand gemessen. Der Sinn und Zweck ist es die Intervention in ihrem Effekt messbar zu machen durch einen Kausalitätsnachweis in allen drei Phasen. Dieses Modell bietet noch eine weitere Möglichkeit. Wenn ein Patient nur eine oder zwei Phasen während seines Aufenthaltes durchläuft, er danach entlassen und nach einer Zeit wieder akut aufgenommen wird, steigt er in der Phase wieder ein, auf dem er bei dem vorherigen Aufenthalt ausgestiegen war. Damit werden zeitgleich zwei Komponenten erfüllt: Zum einen, durch Evaluation eine Messung der Effektivität und zum anderen ein kontinuierlicher progressiver Anstieg der Interventionsfrequenz. Das macht dieses Modell einzigartig in der ergotherapeutischen Behandlung von psychiatrischen Patienten in der akuten Phase. Die theoretische Basis bilden bei allen Phasen die Performativität und die Performanz. Zudem wird auf aktuelle Modelle zurückgegriffen die für den Bereich Akutpsychiatrie adaptiert worden.

© Der/die Autor(en), exklusiv lizenziert an Springer Fachmedien Wiesbaden   27
GmbH, ein Teil von Springer Nature 2023
A. Leschnik, *Ergotherapie in der akuten psychiatrischen Behandlungsphase bei Erwachsenen*, essentials, https://doi.org/10.1007/978-3-658-40894-7_5

5.2   Performativität

Das theoretische Fundament des 3-Phasen-Models ist auf den Theorien der Performativität und der Performanz aufgebaut. Diese beiden Fundamente sollen hier kurz erklärt werden. Für die diversen Theorien und Konzepte des Performativen sticht historisch die Sprechaktphilosophie von Austin (2002), der Aussagen als Handlungen begreift, hervor.

Austin sieht Performativität als Begriff der Sprechakttheorie, sie bezeichnet einen besonderen Zusammenhang zwischen Sprechen und Handeln, z. B. Aussagen, die nicht nur Sachverhalte beschreiben und Behauptungen aufstellen, sondern zugleich selbst Handlungen (Akte) vollziehen. Der normale Zusammenhang zwischen Sprechen und Handeln wird als Sprechhandlung bezeichnet – womit verdeutlicht wird, dass „Sprechen" eine absichtliche Tat ist. Performativ ist die Sprechhandlung, wenn sie ausgeführt oder konkretisiert wird (Beispiele: das tun, was man sagt, oder einen konkreten Entscheidungszeitpunkt nennen). Performativität bezeichnet also die Ausführung oder Konkretisierung des gesprochenen Wortes (Austin 2002).

5.3   Performanz

Performanz in der Psychologie beschreibt, dass in einer konkreten Situation gezeigte Verhalten oder die manifest erbrachte Leistung. In der Linguistik ist das Sprachkönnen die Performanz und das Sprachwissen die sprachliche Kompetenz. Die sprachliche Performanz ist:

- Ein Teil der allgemeinen kognitiven Fähigkeiten, deren Grundlagen die Konzeptualisierung, Mustererkennung und Kategorisierung sind.
- Die Fähigkeit, den Inhalt einer Aussage grammatisch, orthografisch und syntaktisch korrekt zu formulieren.
- Die Fähigkeit sich im sozialen Kontext adäquat auszudrücken.

In der Ergotherapie ist die Performanz die Handlungsausführung. Doch bevor man eine sinnvolle und adäquate Handlung oder Tätigkeit ausführt, muss man diese in den „Gang" setzen. Genau hier setzt dieses Modell an. Bevor die Handlung ausgeführt wird soll der Patient diese Handlung verbal und schriftlich festlegen, danach erst ausführen.

5.4 Kontinuum: Funktion – Dysfunktion

Das Funktion-Dysfunktion-Kontinuum ist eng verbunden mit dem Gesundheits-modell der Salutogenese und bringt die Vorstellung zum Ausdruck, dass Funktion und Dysfunktion keine sich gegenseitig ausschließenden, dichotomen Zustände sind, sondern vielmehr ein Spektrum von gesunden und kranken Anteilen, die jeder Mensch in sich trägt. Ein Individuum ist so nicht ausschließlich gesund oder krank, sondern bewegt sich auf dem Kontinuum von Gesundheit und Krank-heit zwischen den Polen der «vollständigen Gesundheit» und der «absoluten Krankheit».

Die Positionierung eines Individuums auf dem Gesundheits-Krankheits-Kontinuum wird aus der Sicht aktueller salutogenetischer Gesundheitsmodelle bestimmt durch ein prozesshaftes und reziprokes Zusammenspiel zwischen perso-nalen (internen) und umweltbezogenen (externen) Ressourcen und Anforderungen sowie dem Gesundheits- wie Copingverhalten eines Menschen. Gesundheit – oder Krankheit – ist damit keine statische Konstante, sondern das Resultat einer Interaktion von biologischen, psychischen, sozialen und physikalischen Risiko- und Schutzfaktoren, deren jeweilige Konfiguration auch von der gegenwärtigen Lebenslage und -phase einer Person abhängt.

Wie in Kap. 2 dargestellt können akut-psychiatrische Symptome Minuten (Akute Belastungsreaktion), Tage (Entzug psychotroper Substanzen), Monate (Schizophrenie), Jahre (affektive Störungen) oder dauerhaft (Persönlichkeitsstö-rung) anhalten. Diese Symptome sind an die Krankheit gebunden und machen die einzelnen Krankheiten aus. Diese Symptome können die Patienten daran hindern bestimmte Tätigkeiten durchzuführen. Aber es geht nicht primär darum bestimmte Tätigkeiten durchzuführen, sondern es geht um Betätigung. Nämlich etwas in den „Gang" zu setzen, was durch die Krankheit und deren Symptome zum Anhalten gekommen ist. Die Frage die wir uns in der Therapie stellen müssen ist: Welche Tätigkeit soll denn in den Gang gesetzt werden?

5.5 Hinweise auf Verhaltensweisen von Funktion – Dysfunktion

Wenn wir die Symptome (Dysfunktionen) aus Tab. 2.2 der Sozialen Phobie betrachten:

- Furcht vor prüfender Betrachtung von Menschen
- Erröten

- Händezittern
- Übelkeit

Dann Sollte die Funktion bei einer sozialen Interaktion, wie folgt aussehen:

- Keine Furcht vor prüfender Betrachtung von Menschen
- Nicht Erröten
- Keine Händezittern
- Keine Übelkeit

In diesem Fall haben wir nur Gesundheit und Krankheit oder Funktion und Dysfunktion gegenüber gestellt. Doch ein Patient ist ja nicht vollständig gesund und absolut krank. Die Frage mit der wir uns beschäftigen müssen ist: Wo ist die individuelle und gesellschaftliche Norm?

5.6   Kausalitätsprinzip herstellen zwischen Intervention und Veränderung

Das Kausalitätsprinzip (Ursache und Wirkung) hilft uns zum einen zu verstehen, warum bestimmte Betätigungen beim Patienten nicht mehr funktionieren. Ohne kausalen Bezug, können wir keine Therapie aufbauen. D. h. wir müssen Hypothesen, These und Antithese formulieren, in der Erhebungs- und Interventionsphase. Wenn möglich mit dem Patienten zusammen. Das COPM können wir dazu benutzen um eine individuelle Norm des Patienten zu bestimmen, standardisierte Testverfahren, Erhebungs- und Fragebögen, machen eine Aussage über die gesellschaftliche Norm. Im Anschluss wird eine Intervention (wenn möglich Evidenzbasiert) festgelegt (Ursache) und kann sofort nach der Intervention überprüft werden (Wirkung), um zu messen welchen Effekt diese Intervention hatte. Dies geschieht entweder individuell mit dem COPM oder mit standardisierten Testverfahren, Erhebungs- und Fragebögen.

5.7   Anwendung

Die drei Phasen des Models beinhalten die 6 Stufen des hypothetisch-deduktiven Cilnical Reasonings und sind wie folgt aufgebaut:

Phase 1:	**Erhebung.**	
	Pre-Assessment Image	Diagnose.
	Cue Acquisition	Kurze Narration und offene Leitfadeninterview.
	Cue Interpretation	Adaptierte Version des COMP in der Kombination mit der ICF.
	Hypothesis Generation	Hypothesenbildung.
	Hypothesis Evaluation	Standardisierte Testverfahren, Erhebungs- und Fragebögen.
	Festlegen einer therapeutischen Diagnose	Auswertung.
Phase 2:	**Intervention.**	
	Intervention d1:	Lernen und Wissensanwendung.
	Intervention d2:	Allgemeine Aufgaben und Anforderungen.
	Intervention d3:	Kommunikation.
	Intervention d4:	Mobilität.
	Intervention d5:	Selbstversorgung.
	Intervention d6:	Häusliches Leben.
	Intervention d7:	Interpersonelle Interaktionen und Beziehungen.
	Intervention d8:	Bedeutende Lebensbereiche.
	Intervention d9:	Gemeinschafts-, soziales und staatsbürgerliches Leben.
	Intervention d10:	Sonstiges.
Phase 3:	**Evaluation.**	

Die Evaluation sollte im akutpsychiatrischen Bereich, sofort nach der Intervention erfolgen. Es macht bei der kurzen Verweilzeit, keinen Sinn ein COPM erst nach 3–4 Wochen zu wiederholen, sondern das COPM sollte soweit herunter gebrochen werden, dass es pro Therapieeinheit misst. Dies ist zum einen mit diesem Modell möglich und auch erwünscht. Da das COPM an sich selber den Anspruch hat, adaptiert einsetzbar zu sein. Somit wäre die Evaluation der individuellen Norm mit dem COPM gewährleistet. Für die gesellschaftliche Norm müssen wir standardisierte Testverfahren, Erhebungs- und Fragebögen einsetzen. Sie sollten passend zum Krankheitsbild gewählt werden.

Einfügen vorhandener Modelle in das 3-Phasen-Modell 6

6.1 Das hypothetisch-deduktive Clinical Reasoning

Das hypothetisch- deduktive Clinical Reasoning ist das Herzstück jeder therapeutischen Diagnostik. In Ihr vereinen sich alle anderen Clinical Resoning Formen und alle Modelle.

Deduktion Definition
Das Wort Deduktion bedeutet Ableitung oder Herleitung. Die Deduktion wird auch als logisches schließen bezeichnet.

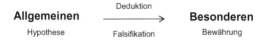

Bei der Deduktion geht das Denken vom Allgemeinen zum Besonderen (Einzelfall) hin. Das schlussfolgernde Denken ermöglicht dem Menschen aus einer Ursache, die sich daraus ableitende Wirkung zu erkennen und zu verstehen. Man schließt von der Theorie auf die Praxis. Beispiel: „Da steigt Rauch auf." Praxis: „Da brennt es!" Diese Schlussfolgerung ist dann gültig, wenn es ein allgemeines Gesetz ist und die Beobachtung zutrifft, auch wenn dieses empirisch nicht untersucht wurde. Die Falsifikation (Widerlegung) überprüft ob diese Aussage falsch ist. D. h. für die Falsifikation brauchen wir zur Hypothese eine Gegenhypothese (Antithese) oder Gegenbehauptung. Oftmals wird die Antithese als

© Der/die Autor(en), exklusiv lizenziert an Springer Fachmedien Wiesbaden GmbH, ein Teil von Springer Nature 2023
A. Leschnik, *Ergotherapie in der akuten psychiatrischen Behandlungsphase bei Erwachsenen*, essentials, https://doi.org/10.1007/978-3-658-40894-7_6

„falsch" und die These als „wahr" bezeichnet. Es gibt daher genau eine Anti-these zu jeder These. Antithese und These können weder zugleich „wahr" noch zugleich „falsch" sein.

Beispiel:

These: „Das Haus ist rot."
Antithese: „Das Haus ist nicht rot."

Beispiel:

These: „Das Patient hat eine soziale Phobie."
Antithese: „Der Patient hat keine soziale Phobie."

Definition Arbeitshypothese
Eine Arbeitshypothese ist im wissenschaftlichen Bereich eine noch zu präzisierende Annahme, die meistens vorläufigen Charakter hat und u. U. (etwa mangels hieb- und stichfester Indizien) nicht den Status einer „echten" Hypothese erreicht oder errei-chen kann. Seltener im wissenschaftlichen, häufiger im saloppen Sprachgebrauch sind beide Begriffe identisch.

Hypothese Definition
Eine Hypothese (Unterstellung) ist eine in Form einer logischen Aussage formu-lierte Annahme, deren Gültigkeit man zwar für möglich hält, die aber bisher nicht bewiesen bzw. verifiziert (wahr machen) ist. Die Hypothese muss anhand ihrer Folgerungen überprüfbar sein, wobei sie je nach Ergebnis entweder bewiesen (veri-fiziert) oder widerlegt werden würde. Bei der Formulierung einer Hypothese ist es üblich, die Bedingungen anzugeben, unter denen sie gültig sein soll. Dies geschieht bei eindeutigen logischen Beziehungen in folgender Form:

Hypothese:
„**Immer wenn** (Ursache) der Patient in Kontakt mit anderen Menschen tritt, **dann** (Wirkung) fangen seine Hände an zu zittern."

These:
Der Patient hat eine soziale Phobie.

Antithese:
Der Patient hat keine soziale Phobie.

Zusammenfassung

Am Anfang steht die Theorie und die allgemeine Aussage: „Patienten die in sozialen Kontakt treten und dann ihre Hände anfangen zu zittern, haben eine soziale Phobie." Nun kommt ein Patient in Behandlung und sagt im narrativen Interview: „Immer wenn ich unter Menschen trete, fangen meine Hände an zu zittern!" Wir sind nun dazu verpflichtet diese Aussage zu überprüfen, ob sie wahr ist oder falsch. Wenn wir vom Allgemeinen ausgehen, hat der Patient eine soziale Phobie und wir würden es dann mit einen Testverfahren untersuchen um diese Aussage zu verifizieren oder zu widerlegen. Gehen wir aber vom allgemeinen zum Besondern (Einzelfall) hin, so bilden sich neue Hypothesen, wie: „Treten die sozialen Phobien in bekannten und/oder unbekannten Situationen auf? Hat der Patient soziale Phobien bei einer bestimmten Menschengruppe oder -größe?" Treten die sozialen Phobien zu einer bestimmten Uhrzeit auf? Dies sollen nur einige Beispiele für ein hypothetisch- deduktives Vorgehen sein. Hier gilt das gleiche Prinzip: Alle Hypothesen werden auf ihre Wahrheit überprüft um diese zu verifizieren oder zu widerlegen. Das besondere hierbei ist, dass jeder Patient als Einzelfall betrachtet wird in seinem umweltbezogenen Kontext.

Das hypothetisch-deduktive Clinical Reasoning besteht aus folgenden Schritte:

1. Pre-Assessment-Image
2. Cue Acquisition
3. Hypothesis Generation
4. Cue Interpretation
5. Hypothesis Evaluation
6. Festlegung einer therapeutischen Diagnose

Pre-Assessment-Image

Hiermit ist gemeint, dass sich der CRP (Clinical-Reasoning Practitioner) folgenden Ersteindruck von seinem Patienten aufgrund folgender Daten macht:

a) Name
b) Alter
c) Diagnose

Zu a: Name

Der Name gibt einen Hinweis auf das Geschlecht des Patienten. Somit lässt sich schnell einordnen ob die gestellte Diagnose noch differenziert überprüft werden muss oder nicht. Oftmals besteht nämlich ein Ungleichgewicht zwischen den

Geschlechtern in der prozentualen Verteilung. Z. B. sind Frauen eineinhalb Mal häufiger betroffen an einer sozialen Phobie zu erkranken als Männer (DGPPN 2022).

Zu b: Alter
Das Alter gibt uns zum einen an, wo das Patient in seinem Lebensabschnitt stehen (Ausbildung, Beruf, Familie, Großelternteil, Rente etc.) und zum anderen in welchen Institutionen er eingebunden sein könnte, diese hilft uns einzuordnen, woher das Problem kommen und wie gravierend es sein könnte.

Zu c: Diagnose
In der ICD-10 findet man mal mehr und mal weniger Hinweise zu Ätiologie und Symptome einer bestimmten Krankheit. Dies lässt darauf schließen, ob für diesen Bereich genügend Forschung betrieben wurde oder noch betrieben werden muss. Zudem soll die Diagnose der ICD-10 eine Therapieidee entwickeln.

Aufgrund dieser wenigen biomedizinischer Daten, erstellt der CRP seine erste Arbeitshypothese.

Cue Acquisition
Der Prozess der Cue Acquisition umfasst das Sammeln von Stich- und Schlüssel-wörtern. Dies geschieht bei der:

a) Befragung
b) Beobachtung
c) Untersuchung

Zu a: Befragung
Die Befragung des Patienten beinhaltet zwei Instrumente. Zum einen eine qualita-tive Befragung mithilfe des narrativen und/oder offenen Leitfaden Interview. Hier soll der Patient in einer freien Anamnese das Problem schildern. Der Therapeut stellt lediglich Verständnisfragen. Danach erfolgt eine quantitative Datenerhebung. Zum einen füllt der Therapeut den COPM-Bogen mit dem Patienten aus. Anschließend verteilt der Therapeut noch einen Fragebogen speziell auf das Krankheitsbild nach der ICD-10 und auf die ICF Kriterien abgestimmt. Diese soll der Patient in Ruhe ausfüllen, um sich seiner Symptome, Dysfunktionen, Partizipationen und Umwelt-faktoren bewusst zu werden. Die Fragebögen sollten Standard in jeder Institution sein. Sinnvoll ist es diese Fragebögen; nach Einwilligung des Patienten; den Bezugs-person zu übergeben, mit denen der Patient den meisten Kontakt hat. Hiermit können wir individuelle und kollektive Normen und Werte überprüfen.

Zu b: Beobachtung

In der Beobachtung sollte man sich primär auf die mangelhaften Fähigkeiten (Barrieren) und Stärken konzentrieren. Hier werden dem Patient Situationen angeboten, mit welchen er Schwierigkeiten hat diese zu bewältigen, vor allem immer im Bezug zum Alltag. Anderseits können hier aber auch Ressourcen und Strategien entdeckt werden, wie der Patient seine Schwierigkeiten kompensiert und welche Tätigkeit er gut beherrscht.

Zu C: Untersuchung

Bei der Untersuchung geht es meistens darum andere Fachbereiche mit hinzuzuziehen. So könnte ein Problem, evtl. eine andere Ursache haben, z. B. könnte eine Belastungsreaktion eine soziale Phobie auslösen. Daran sollte immer gedacht werden.

Ein Teil der Untersuchung kann aber auch vom Therapeuten übernommen werden. Das steht und fällt mit seiner vorhanden/nichtvorhanden Kompetenz in seinem Fachbereich. Oftmals überschneiden sich Untersuchungsmethoden in den einzelnen Fachbereichen. Wichtig ist hierbei, dass nicht doppelt untersucht wird und dem Patienten sollte die beste Untersuchung mit der höchsten Expertise zur Verfügung gestellt wird.

In diesem Schritt geht es um die Bestätigung oder Zurückweisung der im Pre-Assessment-Image gestellten Arbeitshypothese. Dies geschieht meist im direkten Kontakt mit dem Patienten.

Hypothesis Generation

Nach der Cue Acquisition werden die Stich- und Schlüsselwörter, die aus der Befragung, Beobachtung und Untersuchung produziert wurden organisiert. Diese Daten können eine oder mehrere Hypothesen ergeben, was die Ursache der Problematik des Patienten sein könnte.

Cue Interpretation

In diesem Schritt werden weitere Stich- und Schlüsselwörter gesucht um die gestellten Hypothesen zu festigen oder zu widerlegen. Hierzu verwendet der CRP sein vorhandenes wissenschaftliches und empirisches Wissen. In diesem Schritt werden standardisierte Test- und Messverfahren eingesetzt.

Hypothesis Evaluation

Im nächsten Schritt werden alle Hypothesen analysiert, verglichen und ausgewertet. Die Hypothese die durch die gesammelten Daten als gesichert gilt, wird ausgewählt und führt zum nächsten Schritt.

Festlegen einer therapeutischen Diagnose
Im letzten Schritt wird die therapeutische Diagnose festgelegt. Das Scientific Reasoning oder hypothetisch-deduktive Reasoning erfasst aber nur die biomedizinischen Daten des Patienten. Deshalb ist es wichtig alle Clinical Reasoning Formen in der therapeutischen Diagnosestellung mit einzubeziehen. Sie beinhaltet die Formulierung eines Problems; nicht nur biochemisch- medizinische Aspekte; sondern das auch funktionelle, psychosoziale, ethische, kulturelle, ökonomische etc. Aspekte berücksichtigt werden. An diesem Punkt kann die ICF eingesetzt werden. Auf dieser Grundlage kann entschieden werden, welche Therapieform als Indikation eingesetzt werden kann.

Die Festlegung einer therapeutischen Diagnose ist gleichzusetzen mit einer therapeutischen Intervention, dies bedeutet aber nicht dass nun der Prozess des Clinical Reasonings abgeschlossen ist. Der CRP sofern er therapiert, nimmt während der Durchführung der Therapie weitere Daten auf, die er interpretiert und in Beziehung zur therapeutischen Diagnose setzt.

6.2   Narratives und offene Leitfaden Interview

In der ersten Stufe des Modells wird das offene Leitfadeninterview eingesetzt. Patienten in der Akutphase sind stark ihren Symptomen unterworfen. Es würde ihnen deshalb schwer fallen ein narratives Interview von 45–60 min. zu folgen, dieses in eine logische Reihenfolge zu bringen oder die Realität ihrer Krankheit 1 zu 1 darzustellen.

Offene Leitfadeninterviews
Das Leitfadeninterview gehört; als teilstandardisiertes Interview; nicht zu den „klassischen" Erhebungsinstrumenten der qualitativen Forschung.

a) Erhebungsverfahren und Untersuchungsgegenstand
Die thematischen Interessen sind einem Prinzip verpflichtet: Sie sollen nämlich mit Hilfe von empirischen Material befriedigt werden, das sich; im Hinblick auf eine bestimmte Fragestellung; primär an den inhaltlichen Relevanzstrukturen und kommunikativen Ordnungsmustern der Befragten orientiert, anstatt an den vorab vorgenommenen Ordnungen und Strukturierungen der Erheber.

Das offene Leitfadeninterview ist in solchen Kontexten angebracht, in denen eine relativ eng begrenzte Fragestellung verfolgt wird. Dabei stehen oft beschreibende und argumentierende Darstellungsmodi im Vordergrund. Dennoch gilt es auch bei dieser Interviewform, die allgemeinen Prinzipien der Gesprächsführung die in der Praxis zur Anwendung kommen.

b) Zur Auswahl der Interviewpartner

Die Auswahl der Interviewpartner beim offenen Leitfadeninterview orientiert sich an den allgemeinen Kriterien des „Theoretical Sampling". Im Rahmen eines Patienteninterviews findet die Sättigung nach einem kurzes narratives Interview und einem teilstandardisierten Fragebogen statt.

c) Ablaufschema: Vom Allgemeinen zum Spezifischen

Das Gespräch sollte sich vom Allgemeinen zum Spezifischen bewegen und bei den Perspektiven des Interviewten seinen Ausgangspunkt nehmen. Die spezifischen teilstandardisierten Fragen der Interviewten sollten möglichst daran anschließen.

Das Ablaufschema des offenen Leitfadeninterviews bewegt sich vom Allgemeinen zum Spezifischen. Am Anfang empfiehlt sich ein; auf Narration oder Beschreibung abstellender; Stimulus, der den Interviewten in die Lage versetzt, seine Perspektive auf das interessierende Phänomen zu entfalten bzw. dessen Vorgeschichte zu erzählen. Die späteren; thematischgeordneten; Fragekomplexe sollten soweit wie möglich daran anschließen bzw.; wenn die Eingangsdarstellung angemessen ausgeleuchtet wurde; ihrerseits mit einer offenen Frage eingeleitet werden.

Die Vorgehensweise ermöglicht, dass Sachverhalten in ihrer situativen Einbettung und ihrem sozialen, personalen und institutionellen Kontext in den Blick kommt. Am Ende des offenen Leitfadeninterviews können auf Evaluation und kontroverse Erörterung zielende Fragen stehen. Kriterien einer solchen Interviewführung sind: Offenheit, Spezifität, Kontextualität und Relevanz.

d) Prinzipien der Durchführung

Es ist sinnvoll, dass Leitfadeninterview einen Leitfaden vorzubereiten, der sich an einer kommunikativen und systematischen Ordnung orientiert. Er sollte sich von offenen zu spezifischen Fragen bewegen und nach thematischen Blöcken geordnet sein, die jeweils mit relativ allgemeinen Fragen eröffnet werden. Allerdings muss diese Ordnung in der Praxis der Relevanzstruktur des Interviewten nachgeordnet werden. Daher dient der Leitfaden primär als Orientierungshilfe für den Interviewer und ist während des Gesprächs flexibel zu handhaben. Ziel ist es, Raum für die Darstellung von Sachverhalten und Positionen in ihrem situativen Kontext, ihrem Entstehungszusammenhang und ihrer Einbettung in die Relevanzstruktur des Befragten zu geben. Nur so entstehen Interviewtexte, die sich interpretieren und nicht allein klassifizieren lassen. Das Grunddilemma qualitativer Interviews, dass sie sich der Alltagskommunikation annähern wollen, ohne Regeln deren Regeln völlig zu übernehmen, bleibt freilich bestehen und darf nicht durch eine „Leitfadenbürokratie" einseitig aufgelöst werden.

6.3   Adaptierte Version des COPM in Kombination mit den Partizipationen der ICF

Ende der 1980er-Jahre verfolgten das kanadische Department of National Health and Welfare und die Canadian Association of Occupational Therapists die Ziele, dass Ergotherapeuten mit nur einem Instrument die klientenzentrierte Praxis umsetzen, Therapieresultate aus Klientensicht erfassen sowie die Qualität der Behandlung sichern können. Daraus entstand das Canadian Occupational Performance Measure (Kanadische Modell zur professionellen Leistungserhebung kurz COPM). Die erste englischsprachige Version des COPM erschien 1991, auf Deutsch ist es seit 1998 erhältlich. Seit seiner Erstveröffentlichung wurde es in 20 Sprachen übersetzt und wird bislang in etwa 35 Ländern angewendet (Babtiste et al. 2020).

Das kanadische Modell als theoretische Grundlage
Das Canadian Model of Occupational Performance (CMOP) sowie die Guidelines for Client-Centred Practice bilden den theoretischen Hintergrund des Instruments. Das Modell stellt den Zusammenhang und die Interaktion zwischen Person, Umwelt und Betätigung her. Betätigungen finden hier in den drei Bereichen Selbstversorgung, Produktivität und Freizeit statt. Ein besonderes Augenmerk liegt auf der Performanz, also Handlungsausführung, welche eine Person subjektiv erfährt und welche durch affektive, kognitive und physische Fertigkeiten, die Umwelt und Rollen beeinflusst wird (Babtiste et al. 2020).

Zu Beginn der Therapie und zur weiteren Evaluation einsetzen
Ergotherapeuten können anhand des COPM gemeinsam mit dem Klienten Therapieziele/Interventionen leichter formulieren und an seinen Bedürfnissen ausrichten sowie das Therapieergebnis dokumentieren.

Daher sollten sie das Instrument zu Beginn und in angemessenen Abständen im weiteren Behandlungsverlauf einsetzen. Man wendet das COPM in Form eines halbstrukturierten Interviews an und fordert den Klienten auf, seinen Tagesablauf zu schildern. Dabei stehen seine Bedürfnisse, seine Wünsche und seine Selbsteinschätzung im Vordergrund. Das Interview dauert etwa 30 min und erfolgt in vier Schritten. Als Erstes erfragt der Ergotherapeut die Betätigungen des Klienten in den Bereichen **d1-d10**. Anschließend stuft er auf einer Skala von 1 bis 10 ein, wie wichtig es ihm ist diese Handlungen wieder in „Gang" zu setzen. Danach bewertet der Patient Ziele/Interventionen, die sich auf die Betätigungen von **d1-d10** beziehen, wie er die Aktivität ausführt und wie zufrieden er damit ist. Im weiteren Behandlungsverlauf oder auch am Ende der Therapie kann die Therapeutin das COPM erneut durchführen, um eine veränderte Performanz oder Zufriedenheit zu erfassen (Babtiste et al. 2020).

Schritt 1: Handlungsbedürfnisse und Probleme erkennen

Frau D. (43) leidet unter einer F32.0 und kommt nun zum zweiten Mal in die Ergotherapie. Um ihre Handlungsbedürfnisse feststellen zu können und ihre Probleme zu identifizieren, geht der Therapeut klientenzentriert vor und befragt sie zu ihrem Alltag. Frau D. soll sich dafür einen typischen Tagesablauf vor Augen halten. Sie hat im narrativen- und offenen Leitfaden Interview erklärt, dass ihr vor allem der verminderte Antrieb sehr Probleme bereite. Außerdem könne sie sich schlecht konzentrieren. Zudem hätte sie immer eine gedrückte Stimmung. Der Therapeut notiert nun die Aktivitäten, bei welcher Frau D. nicht mehr richtig in die Handlung kommt. Zudem werden Barrieren und Förderfaktoren die eine Adaption der Umwelt erfordern festgelegt. Die drei Original COPM Handlungsbereiche (siehe Anhang) und ihre Unterpunkte wurden mit den ICF-Partizipationen neu adaptiert (siehe Anhang) und unterstützen den Therapeuten zwar während des Gesprächs, sollten den Verlauf jedoch nicht steuern. Vielmehr sollte Frau D. die Richtung angeben. Erscheinen ihr manche Bereiche nicht wichtig oder erwähnenswert, dann muss der Therapeut nicht jeden Themenbereich ansprechen – schließlich soll das COPM die Sichtweise von Frau D. wiedergeben. Nach diesem ersten Schritt verfügt der Therapeut über ein umfassendes Bild der für den Klienten vordergründigen Betätigungen (Babtiste et al. 2020) (Tab. 6.1 und 6.2).

Tab. 6.1 Handlungsbereiche im COPM--Original. (Eigene Darstellungen Anlehnung an Babtiste et al. 2020)

Handlungsbereich	Unterteilung
Selbstversorgung	Körperliche Versorgung
	Motorik, Wahrnehmung, Konzentration
	Regelung persönlicher Angelegenheiten
Produktivität	Leistungsstand
	Haushaltsführung
	Spiel, Schule
Freizeit	Ruhige Erholung
	Aktive Freizeit
	Soziales Leben

Schlüsselnummer	Partizipation
d1	Lernen und Wissensanwendung
d2	Allgemeine Aufgaben und Anforderungen
d3	Kommunikation
d4	Mobilität
d5	Selbstversorgung
d6	Häusliches Leben
d7	Interpersonelle Interaktionen und Beziehungen
d8	Bedeutende Lebensbereiche
d9	Gemeinschafts-, soziales und staatsbürgerliches Leben

Tab. 6.2 Adaptiere COPM-Version mit ICF-Betätigungen. (Nach Leschnik 2022)

Schritt 2: Handlungsbedürfnisse priorisieren

Nachdem Frau D. ihre Handlungsbedürfnisse verbal (**Performativität**) identifiziert hat, stuft sie diese anhand einer Skala von 1 bis 10 nach ihrer Wichtigkeit ein. Wert 1 entspricht dabei einer geringen, Wert 10 einer hohen Relevanz. Diese Daten dokumentiert der Therapeut auf dem COPM-Bogen. Dadurch erhält er einen guten Überblick über die Prioritäten von Frau D. Diese wählt nun bis zu fünf Probleme aus, die für sie am dringendsten oder wichtigsten sind. Der Therapeut hält die ausgesuchten Handlungsbedürfnisse fest und nutzt sie als Grundlage für das Formulieren der erwünschten Behandlungsziele (Babtiste et al. 2020).

Schritt 3: Performanz und Zufriedenheit einschätzen

Anhand der 10-Punkte-Skala stuft Frau D. nun ein, wie die **Performanz** aktuell gelingt. Wert 1 bedeutet, die Handlungsausführung ist gut. Wert 10 heißt, sie ist überhaupt nicht gut. Außerdem bewertet sie anhand derselben Skala, wie zufrieden sie mit der Ausführung der Handlung ist. Je höher der Wert, desto zufriedener ist sie. Der Therapeut dokumentiert alle Daten und erhält einen Gesamtwert für die Performanz, indem die gewünschten Ziele von den erreichten Zielen subtrahiert. Je kleiner die Differenz desto höher ist die Zufriedenheit von Frau D. Die Ergebnisse dienen als Vergleichsdaten, sofort nach der Intervention. Zudem kann man anhand der Vergleichsdaten die Effektivität einer Therapie aufzeigen, die Qualität sichern sowie wissenschaftlich fundiert arbeiten (Babtiste et al. 2020).

Schritt 4: Evaluation
Der Zeitpunkt einer erneuten Befunderhebung ist in der adaptierten Version vorgegeben, sie erfolgt sofort nach der Intervention. Im Original erfolgt diese nach 3–4 Wochen. Hierbei bewertet der Klient seine Handlungsausführung und die Zufriedenheit erneut. Auf diese Weise kann der Ergotherapeut eine veränderte Performanz sowie eine veränderte Zufriedenheit feststellen. Der Vergleich zu den ersten Daten wird durch das Einstufen des Klienten anhand von Zahlen messbar (Babtiste et al. 2020).

Wissenschaftlich geprüft und für gut befunden
Das COPM ist ein standardisiertes Messinstrument. Genaue Anweisungen findet man anhand von Beispielen im Handbuch. Forscher überprüften seine Zuverlässigkeit bereits in mehreren Studien. Daraus ergaben sich sehr gute Test-/Retest-Reliabilitätswerte von über 0,80. Ebenso existieren mehrere Studien zur Gültigkeit. Forscher beurteilten Inhalts-, Kriteriums- und Konstruktvalidität des COPM als positiv. Die Praktikabilität des Assessments konnten sie anhand mehrerer Studien belegen. Weitere Arbeiten zeigen, dass das COPM für Veränderungen sensitiv ist und Betätigungsaspekte transparent machen kann (Babtiste et al. 2020).

Eingeschränkt anwendbar
Laut Literatur kann man das COPM bei Klienten in allen Entwicklungsstadien, mit allen Fähigkeitsstörungen und diagnosenunabhängig anwenden. Doch die Klienten benötigen unbedingt verbale und kognitive Fertigkeiten, um ihre Handlungsprobleme oder Veränderungswünsche mitzuteilen. Sind sie in diesen Bereichen stark eingeschränkt oder können aufgrund kultureller Unterschiede keine Mitverantwortung im Therapieprozess übernehmen, ist das Instrument erschwert einsetzbar. Der Therapeut muss seinen Einsatz sehr differenziert und auf den Einzelfall bezogen abwägen, vor allem bei Klienten, die sich in einer „schweren" akuten psychiatrischen Phase befinden, an Aphasie oder an Demenz leiden sowie bei Kindern unter acht Jahren. Es ist allerdings möglich, das COPM mit einem Stellvertreter durchzuführen (Babtiste et al. 2020).

Den Klienten aktiv einbeziehen
Das COPM bezieht den Klienten aktiv in den therapeutischen Prozess ein und unterstützt die Ansicht, dass er für seine Gesundheit selbst verantwortlich ist. Es identifiziert seine Handlungsbedürfnisse, setzt den Schwerpunkt auf sein persönliches Umfeld und verfolgt damit das Top-down-Prinzip. Kurz gesagt: Das COPM ist ein betätigungsorientiertes und klientenzentriertes Assessment, das sich für die

Befunderhebung, Therapieplanung sowie Qualitätssicherung eignet (Babtiste et al. 2020).

In der adaptierten Version des COPM können bis zu 5 Ziele/Interventionen festgelegt werden, es erscheint jedoch sinnvoll, bei Patienten mit akutpsychiatrischen Symptomen für jede Therapieeinheit nur „ein" Ziel festzulegen. D. h. wir können den Bogen für 5 Interventionen benutzen. Es ist durchaus möglich über mehrere Tage die gleiche Intervention zu setzen, trotzdem sollte jeden Tag überprüft werden, ob diese Intervention auch eine Wirkung hatte.

6.4   Einführung in die ICF

Gesundheitsprobleme (Krankheiten etc.) werden hauptsächlich in der ICD-10 klassifiziert. Funktionsfähigkeit und Behinderung, verbunden mit Gesundheitsproblemen werden in der ICF klassifiziert. Die ICD-10 und die ICF ergänzen einander, deshalb sind alle Anwender aufgerufen, beide Klassifikationsmodelle gemeinsam zu verwenden. Die ICD-10 stellt eine Diagnose von z. B. Krankheiten zur Verfügung und die ICF erweitert das Spektrum um z. B. die Funktionsfähigkeit dieser Krankheit. Die International Classifikation of Functioning, Disability and Health, dient als länder- und fachübergreifende einheitliche Sprache zur Beschreibung des funktionellen Gesundheitszustands, der Behinderung, der sozialen Beeinträchtigung und der relevanten Umgebungsfaktoren von Erwachsenen (Schuntermann 2018).

Der Unterschied zur ICD-10 in der Gesundheitszustände wie Krankheiten, Störungen und Verletzungen vornehmlich klassifiziert werden ist, dass in der ICF Funktionsfähig und Behinderung klassifiziert werden.

Die ICF kann in zweifacher Weise in folgende Domänen betrachtet werden:

1. Funktionsfähigkeit
   Diese umfasst alle Körperfunktionen, Aktivitäten und Partizipationen was der Patient leisten kann.
2. Behinderung
   Diese umfasst alle Schädigungen, Beeinträchtigungen der Aktivitäten und Partizipationen. Die Umweltfaktoren sind hier als fördernde oder hemmende Merkmale der materiellen und sozialen Welt gekennzeichnet.

Die ICF verwendet ein alphanumerisches Kodierungssystem (siehe Tab. 6.3). Dem Buchstaben folgt ein numerischer Kode, der mit der Kapitelnummer beginnt (einziffrig), gefolgt von der zweiten Gliederungsebene (zweiziffrig), sowie der dritten und vierten Ebene (je einziffrig) (Schuntermann 2018).

Tab. 6.3 Kodierungssystem. (Eigene Darstellung in Anlehnung nach Schuntermann 2018)

Kode	System
b	Körperfunktionen
s	Körperstrukturen
d	Aktivitäten/Partizipation
e	Umweltfaktoren

Für die Körperfunktionen (b) hat die ICF ein Beurteilungsmerkmal (siehe Tab. 6.4).

Tab. 6.4 Erstes Beurteilungsmerkmale der Körperfunktionen. (Eigene Darstellung in Anlehnung nach Schuntermann 2018)

Kode	Erstes/allgemeines Beurteilungsmerkmal	%
0	Problem nicht vorhanden	0–4
1	Problem leicht ausgeprägt	5–24
2	Problem mäßig ausgeprägt	25–49
3	Problem erheblich ausgeprägt	50–95
4	Problem voll ausgeprägt	96–100
8	Nicht spezifizierbar	
9	Nicht anwendbar	

Für die Körperstrukturen (s) hat die ICF insgesamt drei Beurteilungsmerkmale (siehe Tab. 6.5, 6.6 und 6.7).

Tab. 6.5 Erstes Beurteilungsmerkmale der Körperstrukturen. (Eigene Darstellung in Anlehnung nach Schuntermann 2018)

Kode	Erstes/allgemeines Beurteilungsmerkmal	%
0	Problem nicht vorhanden	0–4
1	Problem leicht ausgeprägt	5–24
2	Problem mäßig ausgeprägt	25–49
3	Problem erheblich ausgeprägt	50–95
4	Problem voll ausgeprägt	96–100
8	Nicht spezifizierbar	
9	Nicht anwendbar	

Die Angaben der Perzentilen bei den ersten Beurteilungsmerkmalen machen keine konkrete wissenschaftliche Aussage über die Ausprägung einer Schädigung. Beurteilungsmerkmal 0 sagt aus, dass 96–100 % der klassifizierten stärker betroffen sind als der Beurteilte. Sinnvoller wäre es hier die Beurteilungsmerkmale den standardisierten Testverfahren anzugleichen. Die ICF kritisiert sich hier aber selber und äußert sehr klar, dass auf diesem Gebiet noch Forschung betrieben werden muss.

Das zweite Beurteilungsmerkmal dient zur Dokumentation der Art oder der Veränderung in den entsprechenden Körperstrukturen (siehe Tab. 6.6).

Tab. 6.6 Zweites Beurteilungsmerkmal der Körperstrukturen. (Eigene Darstellung in Anlehnung nach Schuntermann 2018)

Kode	Zweites Beurteilungsmerkmal
0	Keine Veränderung
1	Nicht vorhanden
2	Teilweise nicht vorhanden
3	Zusätzlicher Teil
4	Von der üblichen Form abweichend (aberrant)
5	Diskontinutät
6	Abweichende Lage
7	Qualitative Strukturveränderung, einschließlich Ansammlung von Flüssigkeit
8	Nicht spezifizierbar
9	Nicht anwendbar

Das dritte Beurteilungsmerkmal dient zur Dokumentation der Lokalisation (siehe Tab. 6.7).

Tab. 6.7 Drittes Beurteilungsmerkmal der Körperstrukturen. (Eigene Darstellung in Anlehnung nach Schuntermann 2018)

Kode	Drittes Beurteilungsmerkmal
0	Mehr als eine Region
1	Rechts
2	Links
3	Beidseitig
4	Frontal
5	Dorsal
6	Proximal
7	Distal
8	Nicht spezifizierbar
9	Nicht anwendbar

Für die Aktivitäten und der Partizipationen (d) gib es 4 optional 5 Beurteilungsmerkmale mit einer negativen Skale 0–4 (siehe Tab. 6.8).

Tab. 6.8 Beurteilungsmerkmale der Aktivitäten und Partizipation. (Eigene Darstellung in Anlehnung nach Schuntermann 2018)

Kode 0–4 pro Merkmal	Beurteilung mit Positionierung
Erstes Beurteilungsmerkmal	Beurteilung der Leistung Bsp. d4500.0
Zweites Beurteilungsmerkmal	Beurteilung der Leistungsfähigkeit Bsp. d4500._1
Drittes Beurteilungsmerkmal	Beurteilung der Leistungsfähigkeit mit Assistent Bsp. d4500.__2
Viertes Beurteilungsmerkmal	Beurteilung der Leistungsfähigkeit ohne Assistent Bsp. d4500.___3
Fünftes Beurteilungsmerkmal optional	Zusätzliche Beurteilung Bsp. d4500.____4

Für die Kodierung der Umweltfaktoren (e) gibt es ein Beurteilungsmerkmal mit der Skala 0–4 als Barriere oder als Förderfaktor (+) (siehe Tab. 6.9).

Tab. 6.9 Barriere und Förderfaktor. (Eigene Darstellung in Anlehnung nach Schuntermann 2018)

Barriere	Förderfaktor
xxx.0 Problem nicht vorhanden	xxx. +0 Problem nicht vorhanden
xxx.1 Problem leicht ausgeprägt	xxx. +1 Problem leicht ausgeprägt
xxx.2 Problem mäßig ausgeprägt	xxx. +2 Problem mäßig ausgeprägt
xxx.3 Problem erheblich ausgeprägt	xxx. +3 Problem erheblich ausgeprägt
xxx.4 Problem voll ausgeprägt	xxx. +4 Problem voll ausgeprägt
xxx.8 nicht spezifizierbar	xxx. +8 nicht spezifizierbar
xxx.9 nicht anwendbar	xxx. 9 nicht anwendbar

Die Klassifikation in der ICF ist keine Diagnose des Erwachsenen, sondern ein Profil der Funktionsfähigkeit. Sie soll das Ausmaß der Einschränkungen in der Funktionsfähigkeit eines Erwachsenen beschreiben und Umweltfaktoren identifizieren, die diese Funktionsfähigkeit negativ oder positiv beeinflussen.

Bei der Anwendung der ICF sollen Kodierungen auf der Grundlage von Primärdaten, Beobachtung und Evaluation erfolgen. Die Kodierung darf nicht auf indirekte Rückschlüsse aufgebaut werden, sondern auf vorhandene Informationen zu den Problemen in der Funktionsfähigkeit in entsprechenden Bereich. Laborwerte, biomedizinische und anthropometrische Daten sind angemessene Informationen für Körperfunktionen und -strukturen. Für Aktivitäten und Partizipation können direkte Evaluationen mittels durch standardisierte Instrumente oder Prüfungsmethoden Aussagen liefern. Die Perzentile des allgemeinen Beurteilungsmerkmale 0–4 der ICF können dann an die standardisierten Ergebnisse angeglichen werden (siehe Tab. 6.10). Da die ICF ganz klar aussagt, dass die Beurteilungsmerkmale 0–4 nur mit standardisierten Testverfahren erfasst werden können, scheint folgende Transformierung auf Standardwerte sinnvoll zu sein:

Tab. 6.10 Transformierung der Beurteilungsmerkmale 0–4 der ICF in T-Werte und Prozentränge. (nach Leschnik 2020)

Beurteilungsmerkmal	Perzentile (%)	T-Werte	Prozentränge
0	0–4	>50	>50
1	5–25	<40	<25
2	25–40	30–39	16–25
3	50–95	20–29	5–15,9
4	96–100	<20	<5

Praktische Anwendung der ICF

Anhand von Schlüsselnummern soll hier noch einmal an einen Beispiel erklärt werden, welches Item, welche Ebene und welches Beurteilungsmerkmal gewählt werden kann.

b1402.4

b	Körperfunktionen
b1	Erste Ebene einziffrig (Mentale Funktionen)
b140	Zweite Ebene zweiziffrig (Funktion der Aufmerksamkeit)
b1402	Dritte Ebene einziffrig (Geteilte Aufmerksamkeit)
b1402.4	Erstes/allgemeines Beurteilungsmerkmal (voll ausgeprägtes Problem)

s11000.441

s	Körperstrukturen
s1	Erste Ebene einziffrig (Struktur des Nervensystems)
s110	Zweite Ebene zweiziffrig (Struktur des Gehirns)
s1100	Dritte Ebene einziffrig (Struktur der Großhirnhälften)
s11000	Vierte Ebene einziffrig (Stirnlappen)
s11000.4	Erstes/allgemeines Beurteilungsmerkmal (voll ausgeprägte Schädigung)
s11000.44	Zweites Beurteilungsmerkmal: Veränderung (von der üblichen Form abweichend)
s11000.444	Drittes Beurteilungsmerkmal: Lokalisation (links)

d1601.4424

d	Aktivitäten und Partizipation
d1	Erste Ebene einziffrig (Lernen und Wissensanwendung)
d160	Zweite Ebene zweiziffrig (Wissensanwendung)
d1601	Dritte Ebene einziffrig (Aufmerksamkeit auf Veränderung in der Umgebung fokussieren)
d1601.4	Erstes Beurteilungsmerkmal (voll ausgeprägtes Problem mit der Leistung in der realen Umwelt)
d1601.44	Zweites Beurteilungsmerkmal (voll ausgeprägtes Problem mit der Leistungsfähigkeit in der standardisierten Umwelt)
d1601.442	Drittes Beurteilungsmerkmal (mäßig ausgeprägtes Problem mit der Leistungsfähigkeit in der standardisierten Umwelt mit Assistenz)
d1601.4424	Viertes Beurteilungsmerkmal (voll ausgeprägtes Problem mit der Leistungsfähigkeit in der standardisierten Umwelt ohne Assistenz)

e355. + 3

e	Umweltfaktoren
e3	Erste Ebene einziffrig (Unterstützung und Beziehung)
e355	Zweite Ebene zweiziffrig (Fachleute der Gesundheitsberufe)
e355. +	Förderfaktor
e355. + 3	Erstes Beurteilungsmerkmal (erheblich ausgeprägt)

Was Sie aus diesem *essential* mitnehmen können

- Was akutpsychiatrische Krankheitsbilder sind
- Wie die ergotherapeutische Versorgungslage in diesem Bereich aussieht
- Welche Ansätze die Wissenschaftstheorie für dieses Arbeitsfeld hat
- Wie der Aufbau des 3-Phasen-Modells ist
- Welche vorhandenen Modelle zum 3-Phasen-Modell hinzugefügt wurden

Formular 1: Narratives Interview

_____   ___/___/_____
Patient   Geburtsdatum

_____   ___/___/_____   ___/___/_____
Versicherungsnummer   Aufnahmedatum   Anamnesedatum

Narratives Interview:

_____

_____

_____

_____

_____

_____

_____

_____

_____

_____

_____

_____

_____

_____

_____

_____

_____

_____

_____

_____

Formular 2: Diagnose und Leitfadeninterview

	Verordnung nach Maßgabe des Katalogs
	☐ Einzeltherapie
	☐ Gruppentherapie
	☐ Behandlungseinheiten pro Woche _____

Indikationsschlüssel

☐ PS2   ☐ PS3   ☐ PS4

Heilmittel nach Maßgabe des Katalogs

☐ Psychisch-funktionelle Behandlung   ☐ Neuropsychologisch-orientierte Behandlung

Diagnose (ICD-10 Code) mit Leitsymptomatik

_____

_____

Medikation

_____

Neurologische, orthopädische und internistische Besonderheiten

_____

Hilfsmittel, Mobilität

_____

Maschinentauglichkeit	☐ Ja	☐ Nein
Suizidalität	☐ Ja	☐ Nein
Aggressivität	☐ Ja	☐ Nein
UBG §_____	☐ Ja	☐ Nein

Spezifizierung der Therapieziele durch andere Berufsgruppen

_____

_____

_____

Formular 3: Adaptierter COPM-Bogen

_____	_____/_____/_____
Patient	Geburtsdatum

_____	_____/_____/_____	_____/_____/_____
Diagnose	Aufnahmedatum	Anamnesedatum

d1 Lernen und Wissensanwendung
(Bewusste sinnliche Wahrnehmung, Elementares Lernen, Wissensanwendung)

Wie wichtig?

☐

☐

☐

d2 Allgemeine Aufgaben und Anforderungen
(Einzel- Mehrfachaufgaben, tägliche Routine, Resilienz)

☐

☐

☐

d3 Kommunikation
(Kommunikation als Sender, Konversation, Gebrauch von Kommunikationsgeräten)

☐

☐

☐

d4 Mobilität
(Körperpositionen, Gegenstände handhaben, Gehen, Transportmittel)

☐

☐

☐

d5 Selbstversorgung
(Waschen, Körper pflegen, Toilette, Kleiden, Essen, Trinken, Gesundheit achten)

---

d6 Häusliches Leben
Beschaffung von Lebensnotwendigkeiten, Haushaltsaufgaben, Haushaltgegenstände pflegen)

---

d7 Interpersonelle Interaktionen und Beziehungen
(Interpersonelle Interaktionen und Beziehungen)

---

d8 Bedeutende Lebensbereiche
(Erziehung/Bildung, Arbeit/Beschäftigung, Wirtschaftliches Leben

d9 Gemeinschafts-, soziales und staatsbürgerliches Leben
(Gemeinschaftsleben, Erholung/Freizeit, Religion, Politische Leben, Staatbürgerschaft)

_____ ☐

_____ ☐

_____ ☐

d10 Sonstiges:

_____ ☐

_____ ☐

_____ ☐

Ziel und Intervention d1-d10:

1.
2.
3.
4.
5.

	Vor Intervention		Nach Intervention		DiffP.	DiffZ.	B.
	Perf.	Zufr.	Perf.	Zufr.			

Durchschnitt

Datum: Erst- und Zweiterhebung:

Bewertungsskala vor der Therapie:

Performativität (d1-d9)	Wie wichtig ist es Ihnen die Tätigkeit wiederaufzunehmen?	1 = unwichtig	10 = sehr wichtig
Performanz (Therapieziele)	Wie gut können Sie diese Tätigkeit im Moment ausführen?	1 = nicht gut	10 = sehr gut
Zufriedenheit	Wie zufrieden sind Sie mit der Ausführung dieser Tätigkeit?	1 = nicht zufrieden	10 = sehr zufrieden

Bewertungsskala nach der Intervention:

| Performanz (Evaluation) | Wie gut können Sie diese Tätigkeit jetzt ausführen? | 1 = nicht gut | 10 = sehr gut |
| Zufriedenheit (Evaluation) | Wie zufrieden sind Sie mit der Ausführung dieser Tätigkeit jetzt? | 1 = nicht zufrieden | 10 = sehr zufrieden |

Formular 4: Hypothetisch-deduktives Clinical Reasoning Schritte 1–6

1	
2	
3	
4	
5	
6	

Name des Patienten

Literatur

American Psychiatric Association (2018). Diagnostisches und Statistisches Manual Psychischer Störungen DSM-5. Göttingen: Hogrefe.

Austin, J.L. (2002). Zur Theorie der Sprechakte. Stuttgart: Reclam.

Babtiste, S., Carswell, A., Law, M., McColl, M.A., Polatajko, H., Pollock, N. (2020). COPM Canadian Occupational Performance Measure. Idstein: Schulz Kirchner.

Badura, B., Siegrist, J. (2020). Evaluation im Gesundheitswesen. München: Juventa.

Batra, A., Bilke-Hentsch, O. (2022). Praxisbuch Sucht. Stuttgart: Thieme.

Beanamy, B.C. (1996). Developing Critical Reasoning Skills: Strategies for the Occupational Therapists. San Antonio: Therapy Skill Builders.

Beauchamp,T.L., Childress, J.F. (2012). Principles of Biomedical Ethics. London: Offord.

Benesch, M., Raab-Steiner E. (2012). Der Fragebogen. Wien: Facultas.

Bilke-Hentsch, O., Wölfling, K., Batra, A. (2014). Praxisbuch Verhaltenssucht. Stuttgart: Thieme.

Bucher, P.O., Rentsch, H.P. (2006). ICF in der Rehabilitation. Idstein: Schulz Kirchner.

Bundesministerium für Arzneimittel und Medizinprodukte BfarM (2023). ICD-10-GM. https://www.dimdi.de/static/de/klassifikationen/icd/icd-10-gm/kode-suche/htmlgm 2023/Zugegriffen: 14. Dezember 2022.

Bundesministerium für Arzneimittel und Medizinprodukte BfarM (2022). ICD-11. https:// www.bfarm.de/DE/Kodiersysteme/Klassifikationen/ICD/ICD-11/uebersetzung/_node. html. Zugegriffen. 14. Dezember 2022.

Deutsches Institut für Medizinische Dokumenation und Information DIMDI (2010). Basiswissen Kodieren. https://www.dimdi.de/static/.downloads/deutsch/basiswissen-kod ieren-2010.pdf. Zugegriffen: 14. Dezember 2022.

Deutsche Gesellschaft für Psychiatrie und Psychotherapie DGPPN (2018). Psychosoziale Leitlinien. https://www.dgppn.de/_Resources/Persistent/4a081f97b24d101a36bd970d 5fd3823d562404cd/S3-LL-PsychosozTherapien-Kurzfassung.pdf%20(S3-Leitlinie% 20Psychosoziale%20Therapien%202.%20Aufl.%202018. Zugeriffen: 14. Dezember 2022.

Deutsche Gesellschaft für Psychiatrie und Psychotherapie DGPPN (2022). https://www. dgppn.de/_Resources/Persistent/be8589427bb02b67f5592b73cbb4d32cde26d0be/Fac tsheet_Kennzahlen%202022.pdf. Zugegriffen: 14. Dezember 2022.

Deutscher Verband für Ergotherapie (202). Ergotherapieschulen. https://dve.info/bildung/sch ulsuche/search/results. Zugegriffen: 14.12.2022

Deutscher Verband der Ergotherapeuten DVE (2017). Indikationskatalog. Idstein: Schulz-Kirchner.

Feiler, M. (2019). Professionelle und klinisches Reasoning in der Ergotherapie. Stuttgart: Thieme.

Franke, A. (2008). Modelle von Gesundheit und Krankheit. München: Huber.

George, S. (2012) Praxishandbuch COPM. Idstein: Schulz- Kirchner.

Greenhalgh, T. (2016). Einführung in die Evidence-based Medicine. Göttingen: Huber.

Handgraf, M., Klemme, B., Nauerth, A. (1996). Entwicklung eines Prüfinstruments zum „Clinical Reasoning" in der Physiotherapie. Göttingen: Hogrefe.

Hedenigg, S., Henze, G. (2013). Ethik im Gesundheitssystem. Stuttgart: Kohlhammer.

Heubrock, D., Petermann, F. (2000). Lehrbuch der Klinischen Psychologie. Göttingen: Hogrefe.

Higgs, J., Jones, M.A. (2008). Clinical Reasoning in the Helth Professions. Oxford: Butterworth Heinemann.

Hopkins, H., Smith, H. (1993). Willard and Spackmann's occupational Therapy. Philadelphia: Lippincott.

Jackson, Ch. (1999) Testen und getestet werden. Göttingen: Huber.

Jerosch-Herold, C., Marotzki, U., Stubner, B.M., Weber, P. (2009). Konzeptionelle Modelle für die ergotherapeutische Praxis. Heidelberg: Springer.

Jessell, T.M., Kandel, E.R., Schwartz, J.H. (1996). Neurowissenschaften. Berlin: Spektrum.

Kallus, K.W. (2010). Erstellen von Fragebogen. Wien: Falcultas.

Kubny, B. (2020). Ergotherapie in der Psychiatrie. Stuttgart: Thieme.

Klemme, B., Siegmann, S. (2014). Clinical Reasoning. Leibzig: Thieme.

Klemperer, D. (2020). Sozialmedizin – Public Health. Bern: Huber.

Leistner, H.H. (2019). Kommunikation im Gesundheitswesen. Berlin: Springer.

Lienert, G., Raatz, U. (1998). Testaufbau und Testanalyse. Weinheim: Beltz.

Mangold, S.(2013). Evidenzbasiertes Arbeiten in der Physio- und Ergotherapie. Berlin: Springer.

Masing, W. (1999). Handbuch Qualitätsmanagement. München: Hanser.

Meyer, A.H. (2004). Kodieren mit der ICF: Klassifizieren oder Abklassifizieren. Heidelberg: Winter.

Petermann, F., Rudinger, G. (2002). Quantitative und qualitative Methoden in der Entwicklung Psychologie. Weinheim: Psychologie Union.

Przyborski, A., Wohlrab-Sahr, M. (2014). Qualitative Sozialforschung. München: Oldenbourg.

Pschyrembel, W. (2017). Klinisches Wörterbuch. Berlin: de Gruyer.

Rohde-Schweizer, R. (2017). Ich bin dann mal weg. https://www.academia.edu/42147790/_Ich_bin_dann_mal_weg_ Zugegriffen: 14. Dezember 2022.

Schuntermann, M.F. (2018). Einführung in die ICF. Landsberg: Ecomed.

Weinberger, S. (2013). Klientenzentrierte Gesprächsführung. München: Beltz-Juventa.

Zentrale Ethikkommision (2019). Stellungnahmen der ZEKO. https://www.zentrale-ethikkommission.de/stellungnahmen/Zugegriffen: 14. Dezember 2022.

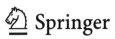
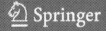 springer.com

}essentials{

Andreas Leschnik

Emotionale Kompetenzen

Grundlagen, Clinical Reasoning
und Interventionen im Kindes- und
Jugendalter

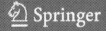 Springer

Jetzt bestellen:
link.springer.com/978-3-658-34566-2

Printed in the United States
by Baker & Taylor Publisher Services